Il *Modello assistenziale dei processi umani 2018*: un quadro teorico per l'assistenza infermieristica di fronte alla sfida della complessità

Il *Modello assistenziale dei processi umani 2018*: un quadro teorico per l'assistenza infermieristica di fronte alla sfida della complessità

Davide Ausili, Giliola Baccin, Sabrina Bezze, Anna Bompan, Barbara Macchi, Massimo Alberio, Cecilia Sironi, Stefania Di Mauro

A cura del Gruppo di lavoro sull'ICNP® che ha coinvolto gli Infermieri docenti e i Tutor del Corso di laurea in infermieristica dell'Università degli Studi di Milano-Bicocca (sezioni di Lecco, Monza e Sesto SG) e dell'Università degli Studi dell'Insubria (sezione di Varese).

Autori:

Davide Ausili, Giliola Baccin, Sabrina Bezze, Anna Bompan, Barbara Macchi, Massimo Alberio, Cecilia Sironi, Stefania Di Mauro.

Gruppo di lavoro completo:

Ajtena Ajdini, Maurizio Arcari, Paola Buzio, Antonella Caruso, Daniela Colombo, Stefania Costanza, Rosaria Ferrario, Vincenzo Fiorillo, Silvana Ganassa, Maria Teresa Maglione, Irene Metra, Stefania Negri, Michela Lazzarin, Sandra Merati, Silvia Re, Antonio Restuccia, Maurizio Sala, Marta Silva, Valentina Spedale, Adele Talamona, Marta Toffoletto, Claudia Tonta, Chiara Venturini, Simona Vidolini.

CNAI, Consociazione nazionale delle Associazioni infermiere/i www.cnai.info - via V. Russo, 8 - 20127 Milano.

ISBN 978-88-940757-4-8

Realizzazione editoriale: Massimo Alberio

Figura 2: Sara Puricelli

Stampa:www.lulu.com

Indice

Introduzione

È con grande piacere che scrivo la presentazione a questo secondo scritto che, oltre a contribuire a far conoscere l'ICNP® e il suo insegnamento in alcune sezioni del corso di laurea in infermieristica di due Atenei lombardi, prosegue il resoconto dell'evoluzione del quadro teorico nato da un'esperienza iniziata con l'anno accademico 2014/15. Anche questo lavoro mi vede coinvolta in una duplice veste: come Presidente CNAI, ormai uscente, e come docente di scienze infermieristiche da oltre un trentennio.

Come Presidente CNAI ho fortemente voluto la nascita e la continuità del *Centro italiano per la ricerca e lo sviluppo dell'ICNP®*, innanzitutto per dare finalmente visibilità al lavoro di alcuni infermieri italiani che dal 1999 hanno creduto nell'importanza di adottare questo linguaggio per descrivere la nostra pratica professionale (Sansoni, 2015; Marucci et al., 2015; Fabrizio, 2018). Inoltre, l'urgenza di "parlare la stessa lingua" si è imposta ancora di più all'attenzione di tutti gli operatori sanitari, e in particolare degli infermieri, per garantire la sicurezza e la qualità non solo dell'assistenza, ma anche delle scelte di chi opera a livello politico[1]. In tempi di scarsità delle risorse, dove la ricerca di una sempre maggior appropriatezza sta finalmente diventando un obiettivo prioritario per tutti, l'impiego di una terminologia condivisa è necessario per produrre informazioni oggettive sulla pratica infermieristica. Queste informazioni possono indirizzare la presa di decisioni, la formazione, e le politiche sanitarie, per ottenere risultati di salute in linea con i reali bisogni delle persone. La CNAI, unica associazione italiana che rappresenta ancor oggi

---

[1] Si pensi all'approvazione della legge 8 marzo 2017, n. 24, *Disposizioni in materia di sicurezza delle cure e della persona assistita, nonché in materia di responsabilità professionale degli esercenti le professioni sanitarie* (GU serie generale n. 64 del 17 marzo 2017).

gli infermieri nell'*International Council of Nurses*, desidera mettere a disposizione di tutti i ricchi frutti che costituiscono il patrimonio culturale di quest'autorevole organismo, nato nel 1899, ma sempre in evoluzione per stare al passo con i tempi. L'ICNP® è uno dei frutti maturi di questo flusso ininterrotto di lavoro a favore degli infermieri di tutto il mondo.

Nella veste di docente ho condiviso da sempre con numerosi colleghi il desiderio di insegnare ai futuri infermieri l'utilizzo dei metodi e degli strumenti propri delle scienze infermieristiche per garantire la migliore assistenza. Dal lontano 1980, quando lavorando a Londra mi resi conto che il *nursing process* era semplicemente il modo di lavorare interiorizzato dagli infermieri e orientato da riferimenti teorici infermieristici, mi impegnai per trasmetterlo. Mi trovai sempre in buona compagnia, e gli anni d'intenso lavoro con la frequenza e poi docenza alla Scuola universitaria di discipline infermieristiche dell'Università degli Studi di Milano diretta da Marisa Cantarelli, i continui stimoli ricevuti grazie ai costanti nessi internazionali, non hanno esaurito l'entusiasmo nel contribuire alla professionalizzazione dell'attività infermieristica nel nostro Paese.

Se la comune scelta di trasmettere i contenuti professionali seguendo il Modello delle prestazioni infermieristiche (MPI) operata dal Corso di laurea in infermieristica dell'Università degli Studi dell'Insubria, condivisa da alcune sedi del corso di laurea dell'Università degli Studi di Milano-Bicocca, fu l'inizio di questo lavoro comune (Ausili et al., 2015), questa seconda pubblicazione intende documentare più estesamente il distacco teorico avvenuto negli anni successivi.

L'introduzione della terminologia infermieristica standardizzata ICNP® aveva offerto l'opportunità, partendo dalla descrizione di ciò che fanno oggi gli infermieri italiani, di utilizzare il processo di assistenza infermieristica in modo completo e in qualsiasi contesto lavorativo e di riavviare una riflessione teorica su ciò che è l'assistenza infermieristica nel terzo millennio. Il lavoro di questi anni ci ha gradualmente portato a porre le basi di una nuova elaborazione teorica che è stata denominata *Modello assistenziale dei processi umani* (MAPU). Dall'anno accademico 2014/5 un folto gruppo di infermieri impegnati nella didattica da anni ha seguito circa 800 studenti nell'apprendimento della pianificazione assistenziale. L'esperienza ci ha fatto constatare un miglioramento sia nella capacità di identificare le diagnosi, sia nella scelta degli interventi infermieristici più appropriati. Inoltre, la percezione degli studenti, raccolta in colloqui e tutorato, riporta una maggior facilità nell'impiegare il processo di assistenza nella gestione dei casi clinici. Questo è stato rilevato anche da un recente studio condotto sulle pianificazioni assistenziali svolte dagli studenti infermieri dei due Atenei coinvolti. È emerso, infatti, che l'accuratezza della pianificazione in tutte le fasi del processo di assistenza infermieristica è stata significativamente superiore con il nuovo approccio confrontato con il precedente (Bompan, 2017).

In questo documento si prosegue la condivisione di quanto elaborato finora, consapevoli di avere di fronte numerosi anni di studio e sperimentazione per arrivare a un costrutto teorico più definito. Ci conforta la recente pubblicazione di una presa di posizione della Federazione degli Ordini delle professioni infermieristiche che mostra un interesse al tema dell'impiego dei linguaggi infermieristici standardizzati nel nostro Paese (Mazzoleni et al., 2018).

Augurando buon lavoro a chi ha già dimostrato interesse per il Centro ICNP® italiano, auspico il coinvolgimento di un sempre maggior numero di infermieri.

Cecilia Sironi
Presidente CNAI uscente

1. Perché introdurre l'ICNP® nella pratica professionale con un modello concettuale di riferimento

L'impiego del *Modello delle prestazioni infermieristiche* (MPI) nella formazione universitaria ha stimolato la responsabilità di offrire un contributo attivo al processo di evoluzione in atto nelle scienze infermieristiche italiane (Cantarelli, 2006; http://www.cantarellimarisa.it/). Questo impegno ha avuto inizio, innanzitutto, dal desiderio di affinare e rendere operativo il metodo disciplinare: il processo di assistenza infermieristica (Ausili, Sironi, 2013). I contesti sanitari e professionali attuali sono notevolmente mutati da quelli da cui originò il MPI e diverse sono anche le motivazioni che hanno spinto il Gruppo di lavoro a riavviare una riflessione sulla pratica professionale degli infermieri.

Più precisamente, il Gruppo di lavoro è partito da quattro principali esigenze: la prima riguardava la necessità, maturata in anni di esperienza formativa, di valutare l'effettiva attuazione del processo di assistenza infermieristica. La seconda emergeva dall'esperienza d'insegnamento e dal costante nesso con le realtà operative, dove sovente si rilevava una certa difficoltà ad attuare e documentare il processo di assistenza infermieristica così come appreso. La terza teneva conto del lavoro d'integrazione concettuale in atto da anni per arricchire gli elementi teorici del MPI. Infine, la quarta esigenza era dettata dal sempre più ampio uso della tecnologia in ambito sanitario, con la tendenza a dematerializzare la documentazione e quindi a standardizzare e classificare gli atti e le prestazioni assistenziali all'interno di un database.

L'adozione del MPI in alcune sedi del corso di laurea in infermieristica presso l'Università degli Studi di Milano-Bicocca e Università degli Studi dell'Insubria e la sua conoscenza diffusa nelle realtà ospedaliere che accolgono gli studenti dei due Atenei per le esperienze di tirocinio, hanno assunto il carattere di un valore comune da cui il Gruppo di lavoro ha ritenuto importante partire. Tutto ciò nonostante le declinazioni e l'impiego del MPI sia in ambito formativo che clinico, documentati dalla presenza di strumenti di raccolta dati e cartelle infermieristiche, apparissero difformi.

Alcuni elementi di realtà chiedevano di innescare processi d'innovazione anche dei costrutti teorici da anni condivisi, e fra questi si citano: i rapidi cambiamenti di questi ultimi vent'anni sia negli ambiti disciplinari, sia nei contesti ove opera il personale sanitario; l'esperienza didattica acquisita negli insegnamenti dei corsi infermieristici (MED/45) da parte di numerosi infermieri afferenti ai corsi di laurea dei due Atenei; le sfide poste dalla complessità dei sistemi sanitari e dalla formazione degli infermieri. Un iniziale cambiamento è stato quello del Laboratorio dell'Università degli Studi di Milano-Bicocca che, partendo dall'idea di riflettere sull'impiego del MPI, iniziò a incontrarsi il 9 febbraio 2011 e si concluse il 20 maggio 2014 con la presentazione di un'iniziale esperienza di utilizzo dell'ICNP® nell'insegnamento della pianificazione assistenziale presso la sede di Sesto San Giovanni. Nella sezione di Varese era iniziata da anni una riflessione sui concetti fondamentali della disciplina e sull'evoluzione delle scienze infermieristiche nel nostro Paese, cogliendo elementi sia di continuità con la tradizione culturale italiana, sia di significativa novità, nell'approccio alla scienza del *Caring* (Watson, 2013) e in altri riferimenti teorici. Oltre ad arricchire i contenuti dei concetti disciplinari, all'Università degli Studi dell'Insubria si è lavorato sulla programmazione globale delle attività formative al fine di favorire l'integrazione teoria-pratica. Ciò ha portato ad articolare gli insegnamenti in unità didattiche per anno di corso, più volte riviste fino ad oggi (Ausili et al., 2009; per l'edizione del 2018/19 si veda www.uninsubria.it).

Considerando la reciproca storia e il bagaglio esperienziale delle sedi dei corsi di laurea dei due Atenei, il Gruppo di lavoro ha avviato un processo di cambiamento che, iniziando dal metodo disciplinare ritenuto, in questa fase, prioritario, è sfociato nell'elaborazione di una prima descrizione di un nuovo Modello di riferimento, che tiene conto dei contesti e degli influssi culturali più recenti (Ausili et al. 2015). Il lavoro del Gruppo è iniziato approfondendo le origini e gli aspetti più tecnici della terminologia infermieristica standardizzata proposta dall'ICN. Ciò ha spinto a comprendere meglio i fenomeni di natura infermieristica inclusi nell'ICNP® ed è stato inevitabile confrontarne le definizioni con gli elementi teorici fino allora impiegati avviando, di fatto, un'elaborazione teorica nuova, denominata *Modello assistenziale dei processi umani* (MAPU). Per questo è utile distinguere l'ICNP®[2], punto di partenza di questo lavoro, dagli elementi teorici presentati in forma embrionale nella pubblicazione del 2015. Questi hanno costituito la base per i cambiamenti e gli approfondimenti proposti in questa nuova pubblicazione. Ben consapevoli che saranno necessari anni di studio, ricerca e consolidamento teorico per giungere a un modello concettuale più definito, l'intento principale resta l'impiego dell'ICNP® finalizzato ad agevolare la pianificazione dell'assistenza. Per questo, anche questa volta, l'approfondimento dei concetti del MAPU non sarà prioritario oggetto di trattazione, poiché ancora in via di elaborazione. Si è inteso invece fornire gli elementi utili per continuare a utilizzare e sperimentare l'ICNP® con dei riferimenti teorici innovativi, frutto dello studio, della ricerca e dell'esperienza maturata in questi primi tre anni d'insegnamento e impiego del MAPU.

> L'ICNP® non è un modello concettuale, ma una terminologia infermieristica standardizzata impiegabile con qualsiasi modello teorico.

[2] L'ICNP® non è un modello concettuale e non è mai stato inteso in questo senso, ma può essere utilizzato con qualsiasi riferimento teorico. In alcuni Paesi la sua introduzione è avvenuta a prescindere da qualsiasi modello teorico per l'assistenza.

Prima di presentare una sintesi del lavoro fin qui svolto, di seguito sono esposti alcuni antefatti e premesse utili per la sua comprensione.

Adottando un approccio induttivo, il punto di partenza – come per altre elaborazioni teoriche infermieristiche – è stato l'osservazione, mediata dai termini inclusi nell'ICNP®, dei fenomeni di cui si occupa l'infermiere, degli interventi che attua ogni giorno e dei risultati che ottiene in termini di salute della persona. Già nel 2009 CNAI aveva colto l'urgenza di rendere visibili i risultati dell'assistenza infermieristica scegliendo questo tema per il consueto Convegno nazionale annuale (Lolli, Donegà, 2010). Dopo la presentazione dello stato dell'arte sui *Nursing Sensitive Outcomes*, da parte di Peter Griffiths, alcune relazioni avevano descritto le potenzialità dell'ICNP® nel documentare e valutare gli *outcome* infermieristici (Sansoni, 2010; Ausili, 2010). Dal Convegno del 2009 è ripreso il lavoro di aggiornamento della traduzione in italiano dell'ICNP® che è sfociato nel riconoscimento del *Centro italiano accreditato per la ricerca e lo sviluppo dell'ICNP®*, nella pubblicazione della versione italiana dell'*ICNP® 2015 Release* e il più recente aggiornamento del 2017, diffuso ufficialmente durante l'ICNP® *Consortium Meeting* nel corso del Congresso ICN di Barcellona[3] (Kiszka et al., 2017). L'urgenza di adottare una terminologia infermieristica standardizzata condivisa a livello internazionale (NST, *Nursing Standardized Terminology*, Tastan et al., 2014), ha portato a ritenere indispensabile una sua maggior divulgazione.

Il Gruppo di lavoro d'infermieri docenti e tutor nacque per facilitare, dall'anno accademico 2014/15, l'estensione

---

[3] *Italian ICNP® Research and Development Centre*, richiesta inviata il 15 settembre e approvata dall'ICN il 22 settembre 2014; Sansoni, 2015.

dell'insegnamento e dell'utilizzo dell'ICNP® in più sedi di corso di laurea, partendo dal primo anno. Tale lavoro è stato incluso tra gli obiettivi del primo quadriennio del *Centro italiano accreditato per la ricerca e lo sviluppo dell'ICNP®*.

Alcuni dei motivi della scelta dell'ICNP® sono stati:

- La sua vasta diffusione a livello internazionale.
- La sua inclusione nella famiglia delle classificazioni internazionali dell'OMS (ICN, 2009b).
- La sua costante revisione e aggiornamento a cura del gruppo e-Health dell'ICN.
- La sua inclusione nel processo di armonizzazione in atto tra ICN e IHTSDO[4] (ICN, 2014).
- La possibilità di confronto con colleghi di altri Paesi con una nutrita esperienza in merito.
- La sua traduzione in 19 lingue[5].
- L'urgenza di passare all'uso di strumenti elettronici in sanità che impieghino un linguaggio comune.
- La flessibilità che l'ICNP® offre agli infermieri che operano in diversi contesti socio-culturali e con sistemi sanitari anche molto differenti.
- La sua capacità di includere e interagire con le principali terminologie infermieristiche standardizzate (*crossmapping*, Wieteck, 2004, 2008; Hyun, Park, 2002; Coenen, Pesut, 2002).
- Le sue caratteristiche che favoriscono la multidisciplinarietà e il suo impiego da parte di più professioni sanitarie e assistenziali.

Inoltre, l'ICNP® è una terminologia impiegabile con qualsiasi modello concettuale o teoria infermieristica e lascia ampia

---

[4] IHTSDO, International Health Terminology Standards Development Organisation (http://www.ihtsdo.org/).
[5] Dato presente nel sito ICN, ultimo aggiornamento del 5 marzo 2018.

autonomia nell'insegnamento degli elementi fondamentali delle scienze infermieristiche. Alcuni studi hanno anche mostrato che l'ICNP® include, amplia e si interfaccia con le tassonomie NANDA-I, NOC e NIC (Hyun, Park, 2002). Considerando la diffusione di queste tre tassonomie nel nostro Paese, l'impiego dell'ICNP® può contribuire ad incrementare la comunicazione e la condivisione delle informazioni. Il miglioramento della comunicazione intra ed extra professionale non può, inoltre, che favorire un'assistenza più sicura ed efficace (ICNP®, 2005, 2009a; Urquhart et al., 2009; Muller-Staub, 2009). Tale aspetto, alla luce delle recenti normative inerenti la sicurezza delle cure (L. 24 del 7 marzo 2017), non può più essere procrastinato.

L'ICNP® è un lessico formale che fornisce un dizionario dei termini che gli infermieri possono usare per descrivere e documentare la loro pratica in modo sistematico. Le informazioni che ne derivano sono impiegate per sostenere l'assistenza, la presa di decisioni efficace e per orientare la formazione infermieristica, la ricerca e le politiche sanitarie (ICN, 2018 https://www.icn.ch/what-we-do/projects/ehealth, consultato il 9 ottobre; Marucci et al., 2015). L'ICNP® è quindi una terminologia infermieristica standardizzata di tipo combinatorio. Ciò significa che, collegando i singoli termini in esso contenuti, è possibile formulare i tre elementi essenziali che descrivono la pratica infermieristica: **diagnosi infermieristiche, interventi infermieristici** e *outcome* o **risultati infermieristici**. Ciò facilita anche l'integrazione con il linguaggio in uso in ciascuna struttura o contesto di lavoro e le altre terminologie esistenti (ICN, 2009a, 2015; Sansoni, 2015; Marucci et al., 2015, Sansoni, Giustini, 2003, 2006; Sansoni et al., 2003; Di Mauro et al., 2018).

L'ICNP® è una terminologia formale standardizzata che fornisce un dizionario di termini che gli infermieri possono usare per descrivere e documentare la pratica infermieristica in modo sistematico. È una terminologia di tipo combinatorio: associando i termini in essa presenti si formulano diagnosi, interventi e *outcome* infermieristici.

Questi tre elementi sono essenziali per descrivere la pratica infermieristica e rappresentano i dati di assistenza infermieristica clinica che, secondo l'i-NMDS[6], è sempre necessario documentare.

L'ICNP® ha quindi lo scopo ultimo di aiutare gli infermieri a documentare tutte le fasi del processo di assistenza infermieristica proprio impiegando questi tre elementi cruciali.

Per raggiungere questo scopo, l'ICNP® ha organizzato i termini in **sette assi**, che consentono di combinarli per esprimere diagnosi, interventi e risultati infermieristici.

La sua strutturazione in sette assi, che saranno di seguito brevemente descritti, aiuta ad acquisire la padronanza di un linguaggio scientifico-disciplinare. Inoltre, la proposta di diagnosi infermieristiche e interventi pre-codificati (*pre-coordinated*), favorisce l'acquisizione del metodo proprio delle scienze infermieristiche (il processo di assistenza infermieristica) e ne consente l'impiego anche quando le elaborazioni teoriche o i riferimenti filosofici portano a identificare o denominare le fasi del processo di assistenza infermieristica in modo differente.

Se negli anni Ottanta del secolo scorso la diffusione di terminologie infermieristiche standardizzate (NST) era agli albori e poteva non essere opportuno l'utilizzo del termine "diagnosi infermieristica", oggi il largo impiego delle tassonomie NNN[7] e l'introduzione dell'ICNP®, possono contribuire a un salto culturale la cui gestazione risale proprio a quel periodo storico.

---

[6] i-NMDS, *International Nursing Minimum Data Set* (le fonti sono numerose, si veda, per esempio, http://www.nursing.umn.edu/sites/nursing.umn.edu/files/i-NMDS.pdf; consultato il 22 ottobre 2018.
[7] Si veda, a questo riguardo, l'attività dell'agenzia formativa Formazione in Agorà e le pubblicazioni della Casa editrice ambrosiana.

In una prima fase, per favorire l'introduzione dell'ICNP® nella formazione di base dell'infermiere nelle sedi di corso coinvolte partendo dalla comune conoscenza delle fasi del processo di assistenza infermieristica del MPI, è stato necessario rivederne la denominazione e il contenuto (Ausili et al., 2015). In quella prima pubblicazione si era espresso l'intento di: ridefinire il bisogno di assistenza infermieristica (BAI), elaborare gli elementi concettuali minimi di un nuovo quadro teorico di riferimento per l'assistenza infermieristica (MAPU) e precisare le quattro fasi del processo di assistenza infermieristica secondo il nuovo quadro teorico e con l'impiego dell'ICNP®.

Nella presente pubblicazione si intende:
- Illustrare il percorso che ha condotto a spostare il focus del MAPU dal concetto di bisogno al concetto di processo umano.
- Proseguire l'elaborazione degli elementi concettuali di questo nuovo quadro teorico di riferimento per l'assistenza infermieristica.
- Precisare ulteriormente le quattro fasi del processo di assistenza infermieristica secondo il MAPU e con l'impiego dell'ICNP®.

Le sfide poste dalla crescente complessità dei contesti attuali (non solo sanitari) e l'affermarsi di nuovi approcci filosofici chiedono, infatti, un ulteriore passo di riflessione ed elaborazione. Il contributo dei prossimi paragrafi presenta i primi elementi di una nuova e differente proposta teorica, che tiene conto dell'evoluzione delle conoscenze sia infermieristiche sia di altre discipline, avvenuta in Italia e all'estero.

2. Gli elementi di base dell'ICNP®

La scelta del Gruppo di lavoro, operata dal 2014, è stata di riferirsi all'ampia osservazione svolta dall'ICN per identificare i termini utili per descrivere l'assistenza infermieristica in tutto il mondo. Questi termini costituiscono il linguaggio ICNP® e sono raggruppati in sette categorie o assi a seconda della funzione che svolgono nel descrivere l'attività infermieristica. Quindi, per comprendere la definizione di diagnosi infermieristica secondo il MAPU 2018, è utile premettere alcuni elementi fondamentali della terminologia ICNP® dell'ICN.

I termini di questo linguaggio infermieristico internazionale sono raggruppati in sette assi (vedi figura 1). La seguente trattazione farà poi particolare riferimento all'asse *focus*[8].

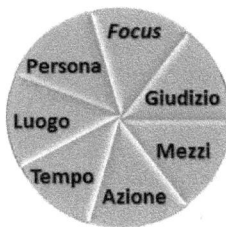

Figura 1 – I sette assi in cui sono raggruppati i termini dell'ICNP® (ICN, 2005).

---

[8] Per una trattazione più dettagliata della struttura e dell'utilizzo dell'ICNP si rimanda a una pubblicazione a cura del *Centro italiano accreditato per la ricerca e lo sviluppo dell'ICNP®* ancora in divenire, perché qui s'intende accennare solo agli aspetti utili per comprendere il lavoro fin qui svolto nell'ambito della formazione infermieristica universitaria.

L'asse *client* è la **persona**, intendendo con questo termine il soggetto o individuo che presenta il problema assistenziale e che riceve l'intervento dell'infermiere (ICN, 2005). Alcuni dei termini contenuti in questo asse sono: feto, neonato, adolescente, adulto, *caregiver*, famiglia e comunità.

L'asse *judgement* (**giudizio**) include termini utili per esprimere l'opinione o l'esito della valutazione clinica svolta dall'infermiere. Per esempio: positivo, negativo, alterato, compromesso, efficace, normale.

L'asse *means* (**mezzi**) include i termini impiegati per indicare i metodi e gli strumenti utilizzati dall'infermiere per portare a termine gli interventi assistenziali. Alcuni di questi termini sono: ausili per la mobilizzazione, benda, coperta, materiale per l'igiene, occhiali, piano di assistenza, questionario, sapone, servizio di emergenza, servizio di educazione alla salute, telefono.

L'asse *action* (**azione**) comprende i termini che servono per descrivere ogni processo intenzionale che l'infermiere attua nei confronti della persona oppure eseguito dalla persona stessa. Per esempio, in questo asse si trovano informare, educare, somministrare, lavare e lavarsi, aspirare.

Nell'asse *time* (**tempo**) sono presenti termini che descrivono il momento, il periodo, l'intervallo o la durata di un evento, di un trattamento o di qualsiasi altra cosa che possa accadere. Alcuni esempi sono: accettazione, dimissione, frequenza (da quella cardiaca alla frequenza di assunzione di un farmaco), sempre, mai, acuto, cronico, mese, settimana, notte, giorno.

L'asse *location* (**luogo**) esprime la posizione o orientamento anatomico o spaziale di una diagnosi infermieristica o intervento. Per esempio: anteriore, posteriore, addome, scuola, ospedale, ambulatorio, casa.

Infine, l'asse *focus*[9] contiene i termini che descrivono gli elementi sui quali l'infermiere volge l'attenzione (*area of attention*) per

---

[9] Si è scelto di lasciare questo termine in lingua originale perché esprime in modo chiaro il

assistere la persona. In altre parole, questo asse include le parole e i concetti utili per descrivere il contenuto della pratica professionale dell'infermiere. Alcuni esempi sono: dolore, eliminazione, aspettativa di vita, conoscenza, sangue, escreato, sistema nervoso, comportamento, comunicazione, ostruzione.

> Nell'ICNP® l'asse *focus* contiene i termini che descrivono i contenuti e i concetti rilevanti per le scienze infermieristiche.

Fra i termini contenuti nell'asse *focus* si sono colti frequenti riferimenti a dei **processi** riguardanti la salute della persona. Questi processi sono valutati dall'infermiere che ne stabilisce lo stato (normale, alterato, a rischio di alterazione) e che decide, eventualmente, di intervenire per garantirne il buon funzionamento. Per l'ICN un **processo** è una serie di funzioni e azioni che portano a un risultato (ICN, 2015). Per esempio, lo scambio dei gas è il processo con cui le cellule si mantengono in vita acquisendo ossigeno dall'ambiente ed eliminando l'anidride carbonica. Il *coping*, definito come "gestire lo stress, percepire la situazione come 'sotto controllo' e mantenere il benessere psicologico" è un secondo esempio di processi contenuti nell'ICNP® (ICN, 2015). Tenendo conto della traduzione più recente della terminologia ICNP® e dell'uso corrente in italiano, il termine "processo" è stato anche espresso con "funzione", e a volte con "funzionalità"[10]. Tuttavia, nonostante l'impiego frequente nell'ICNP® di questo termine, mancava un approfondimento del concetto di processo perché l'approfondimento teorico non è lo scopo di una terminologia standardizzata. Questa constatazione, unita alle motivazioni già espresse che ci hanno avvicinato al concetto di processo, ci ha spinto a sviluppare il concetto di **processo umano**.

---

concetto ed è entrato anche nel linguaggio italiano corrente.
[10] In questo documento il termine "processo", "funzione" e "funzionalità" sono usati indifferentemente per esprimere il termine inglese *process* (ICN, 2015).

È proprio su questo concetto che seguirà una più dettagliata trattazione, essendo l'oggetto di studio delle scienze infermieristiche secondo il nuovo Modello assistenziale dei processi umani (si veda il capitolo 3).

Un secondo elemento al quale faceva riferimento la letteratura sull'ICNP® è quello di fenomeno infermieristico. Nella terminologia ICNP® i *nursing phenomena* (**fenomeni infermieristici**) sono l'insieme di tutte quelle situazioni particolari in cui l'infermiere mette in atto dei comportamenti per ottenere determinati risultati, rispondendo a delle necessità della persona o famiglia o comunità (ICN, 2005; Ausili 2010, 2011; Ausili et al., 2012; Di Mauro et al., 2013). Partendo dalla definizione tratta da un dizionario, un fenomeno è un fatto o evento suscettibile di osservazione o considerazione diretta o indiretta, provocato o meno dall'uomo; in filosofia è ciò che può essere conosciuto attraverso l'esperienza (Devoto, Oli, 2004 e online 2011).

Nell'ICNP® i **fenomeni infermieristici** sono tutte le condizioni e situazioni particolari in cui l'infermiere interviene per produrre un risultato. Nel linguaggio ICNP® i fenomeni coincidono quindi con la **diagnosi infermieristica** (ICN, 2015).

La diagnosi infermieristica nell'ICNP® è un giudizio dato da un infermiere che prende una decisione sul paziente a seguito di una valutazione (ICN, 2001).

Le diagnosi infermieristiche presenti nel browser dell'ICNP® (consultabile dal sito del centro italiano ICNP® o dal sito dell'ICN) sono codificate in negative o positive. Le diagnosi infermieristiche sono negative quando esprimono il problema della persona assistita cui l'infermiere darà risposta attraverso gli interventi infermieristici (per esempio, **Lesione da pressione** 10025798[11], **Emorragia**

---

[11] Si scrivono in grassetto i termini ICNP®, a volte anche senza riportare sempre i

10008954). Le diagnosi infermieristiche sono invece positive quando esprimono l'assenza di un problema che è importante escludere dal punto di vista clinico all'interno della documentazione sanitaria e infermieristica (per esempio, **Assenza di lesioni da pressione** 10029065, **Assenza di emorragia** 10028806). Come sarà meglio spiegato in seguito, le diagnosi positive incluse nell'ICNP® sono utili anche per la definizione del risultato atteso (terza fase del processo di assistenza infermieristica presentato in questo documento).

La diagnosi infermieristica può essere espressa attraverso tre modalità: impiegando una diagnosi infermieristica negativa pre-codificata; aggiungendo uno o più termini ad una diagnosi infermieristica negativa pre-codificata, creando una diagnosi non pre-codificata che risulta quindi nuova.

Un esempio della prima modalità è l'impiego della diagnosi negativa ICNP® (*ICNP® negative diagnoses*) già codificata **Stipsi**[12] , alla quale è attribuito il codice 10000567.

La seconda modalità con cui si può esprimere una diagnosi è specificando ulteriormente una diagnosi pre-codificata aggiungendo alla diagnosi infermieristica pre-codificata uno o più termini provenienti da tutti gli assi dell'ICNP®. Per esempio, partendo dalla diagnosi pre-codificata **Carenza di conoscenze sui farmaci** (10025975), è possibile specificarla meglio utilizzando una parola dell'asse persona per indicare la **Carenza di conoscenze sui farmaci da parte del caregiver** (10003958, **Caregiver** + 10025975 **Carenza di conoscenze sui farmaci**).

Infine, nei casi in cui le diagnosi negative pre-codificate[13] non siano sufficienti per descrivere la diagnosi identificata, è possibile formulare diagnosi infermieristiche nuove seguendo le indicazioni

---

rispettivi codici.
[12] Siamo in attesa da ICN della modifica della traduzione attualmente presente ed errata (attualmente è denominata **costipazione**).
[13] In questo documento pre-codificato e già codificato sono da intendere come sinonimi. Si è scelto di non utilizzare la traduzione letterale pre-coordinato.

delle linee guida pubblicate dall'ICN (ICN, 2008). In sintesi, una diagnosi non-codificata deve includere un termine dell'asse focus e uno dell'asse giudizio.

La costruzione di nuove diagnosi richiede la segnalazione al Centro italiano per la ricerca e lo sviluppo dell'ICNP® poiché coinvolge la sua validazione da parte dell'ICN secondo il processo descritto sul sito (http://www.icnp.center/italy/?page_id=1121).

> Una diagnosi non-codificata deve includere un termine dell'asse *focus* e uno dell'asse **giudizio**.
> **La costruzione di nuove diagnosi richiede la segnalazione al Centro italiano per la ricerca e lo sviluppo dell'ICNP®.**

Un secondo elemento chiave dell'ICNP® sono gli *outcome* **infermieristici** o **risultati attesi o diagnosi positive.** Per esemplificare l'impiego della terminologia, si specifica che diagnosi negative e diagnosi positive (risultati attesi o *outcome*) sono raccolti all'interno dello stesso asse sotto la voce Diagnosi/*Outcomes*/Risultati (si veda la **figura 2**).

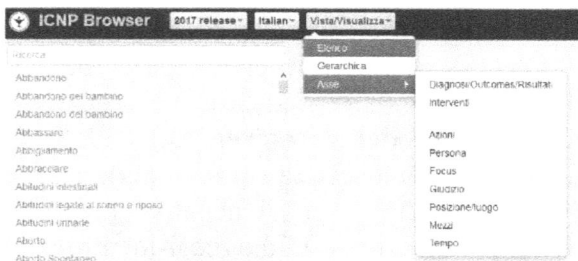

Figura 2 – Schermata dal browser ICNP® in italiano che mostra gli assi e le tipologie di diagnosi (*2017 Release*).

Come per la diagnosi infermieristica, anche per la definizione degli *outcome* infermieristici si possono percorrere tre strade:

impiegare una diagnosi infermieristica positiva pre-codificata; aggiungere uno o più termini ad una diagnosi infermieristica positiva pre-codificata, creare una nuova diagnosi positiva (non pre-codificata). Un esempio del primo percorso è **Capace di eseguire l'igiene orale** che è un outcome o diagnosi positiva ICNP® alla quale è attribuito il codice 10028749.

La seconda modalità è specificare ulteriormente un risultato pre-codificato includendo uno o più termini provenienti da tutti gli assi dell'ICNP®. Per esempio, se si considera l'outcome già codificato **Conoscenza dei farmaci** (codice: 10025968), è possibile precisarlo meglio utilizzando una parola dell'asse Persona: *Caregiver* (codice: 10003958). In questo modo si otterrà **Conoscenza dei farmaci da parte del** *caregiver* (codice 10025968 + codice 10003958).

Nel terzo caso, in cui le diagnosi positive pre-codificate non siano sufficienti per descrivere i risultati attesi, è possibile formulare diagnosi infermieristiche positive non pre-codificate seguendo le indicazioni delle pubblicazioni dell'ICN (ICN, 2008). In sintesi, una diagnosi positiva non-codificata deve includere un termine dell'asse focus e uno dell'asse giudizio.

Come per le nuove diagnosi negative, anche per le nuove diagnosi positive è richiesta la segnalazione al Centro italiano per la ricerca e lo sviluppo dell'ICNP®.

Il terzo elemento fondamentale dell'ICNP® è costituito dagli interventi infermieristici (*nursing interventions*). Un intervento infermieristico è l'azione[14] intrapresa per rispondere a una diagnosi infermieristica al fine di produrre un risultato (ICN, 2008).

Anche nel caso degli interventi infermieristici, come già descritto per le diagnosi negative e positive, è possibile una formulazione secondo tre modalità: impiegando un intervento infermieristico pre-codificato; aggiungendo uno o più termini a un intervento

---

[14] Il termine azione in questa definizione non ha alcun riferimento all'asse Azione dell'ICNP®, che contiene solo i verbi da utilizzare per descrivere gli interventi infermieristici.

infermieristico pre-codificato, creando un nuovo intervento (non pre-codificato).

Un esempio della prima modalità è **Insegnare l'igiene orale**; a questo intervento ICNP® è attribuito il codice 10038108.

La seconda modalità, impiegata per specificare ulteriormente un intervento pre-codificato, consiste nell'aggiungere uno o più termini presenti negli assi dell'ICNP®. Per esempio, se si considera l'intervento pre-codificato **Istruire riguardo alla terapia** (10019470), è possibile specificare questo intervento utilizzando una parola dell'asse Persona (*client*): **Istruire il caregiver riguardo alla terapia (Istruire riguardo la terapia**, codice 10019470 + *Caregiver*, codice 10003958).

Infine, nei casi in cui gli interventi ICNP® pre-codificati non siano sufficienti per descrivere quanto serve attuare, è possibile formulare interventi infermieristici nuovi (non pre-codificati) seguendo le indicazioni delle linee guida pubblicate dall'ICN (ICN, 2008).

In sintesi, un intervento non pre-codificato deve includere un termine dell'asse azione e almeno uno proveniente dagli altri assi ad eccezione dell'asse giudizio.

Come per le nuove diagnosi negative e positive, anche per i nuovi interventi è necessaria la segnalazione al Centro italiano per la ricerca e lo sviluppo dell'ICNP®.

Per sintetizzare i concetti espressi in questo paragrafo si propongono degli esempi di formulazione di diagnosi, interventi e *outcome* infermieristici con l'impiego dei sette assi (figura 1).

7Axes / Nursing Process Elements	ACTION	CLIENT	FOCUS	JUDGEMENT	LOCATION	MEANS	TIME
Nursing Diagnosis			Medication Non-adherence	Risk			
Nursing Interventions	Explaining	Family				Treatment Regime	
	Teaching		Side Effect				
	Monitoring		Medication Adherence			Pill Box	
Nursing Outcomes			Medication Adherence	Actual			

Figura 3 – Esempi di formulazione di diagnosi, interventi e outcome infermieristici impiegando la struttura a sette assi dell'ICNP® (ICN, 2008, fig. 1, p. 8).

Per concludere questa parte di definizioni fondamentali il suggerimento finale operativo è che, dato l'elevato numero di diagnosi pre-codificate e già validate presenti nella terminologia ICNP® si suggerisce, prima di comporne una nuova, di verificare che non sia già presente.

> Verificare in via preferenziale se è già presente la diagnosi in quelle pre-codificate (*pre-coordinated diagnosis*) nella terminologia ICNP®.

Un ultimo cenno meritano, infine, i *Catalogue*[15]. Si è detto che l'ICNP® include termini utili a descrivere l'assistenza

---

[15] Si è scelto di lasciare a volte il termine in inglese o di tradurlo in modo letterale con catalogo. Anche in italiano un catalogo consiste in un "elenco ordinato e sistematico di una o più serie di oggetti (…) compilato per determinati fini" (Oli, Devoto, 2004, p. 490),

infermieristica offerta dagli infermieri di tutto il mondo e in tutte le aree e ambiti di esercizio. Proprio per questo, gruppi di colleghi specialisti e di assistenza infermieristica avanzata hanno sviluppato dei Cataloghi che raggruppano diagnosi, interventi e *outcome* per aree cliniche specifiche o gruppi particolari di pazienti.

L'ICN, volendo favorire l'impiego di questa terminologia infermieristica standardizzata, invita tutti gli infermieri allo sviluppo dei cataloghi ICNP®, stimolando la partecipazione su più livelli: locale, regionale, nazionale e internazionale (ICN, 2015). L'ICN offre il proprio sostegno ai gruppi nel determinare il contenuto e l'organizzazione di ogni *catalogue* e la disponibilità a lavorare con gli sviluppatori per formulare le diagnosi, i risultati e gli interventi pre-codificati (ICN, 2015). La diffusione e l'impiego dei cataloghi è importante per validarli nei diversi paesi e culture (ICN, 2008).

Le *Guideline for ICNP® catalogue development* (ICN, 2008) sono linee guida che offrono indicazioni per lo sviluppo dei cataloghi che possono essere organizzati o partendo dal soggetto cui sarà rivolta l'assistenza (il *client*, ovvero persona con tutte le sue accezioni, in parte esemplificate nel precedente capitolo), o secondo le priorità di salute (*health priorities*). All'interno di queste priorità si possono creare cataloghi di diagnosi in tre aree: per delle condizioni di salute (es. diabete, salute mentale, tubercolosi, HIV e AIDS); per contesti di assistenza specialistica (es. materno-infantile, cure palliative, infermieristica di famiglia); per fenomeni di interesse infermieristico (es. dolore, *fatigue*, self-care, incontinenza urinaria).

I *catalogues* disponibili attualmente sono nove: *Community Nursing, Dementia Care, Disaster Nursing, Nursing Care of Children with HIV and AIDS, Nursing Outcome Indicators, Paediatric Pain Management, Palliative Care, Partnering with*

---

in questo caso si tratta di termini.

Individuals and Families to Promote Adherence to Treatment, Prenatal Nursing Care. Sono inoltre in fase di sviluppo altri cinque: *Hospitalized Adult Mental Health Client, Hospitalized Paediatric Client, Post-Surgical Total Hip Replacement, Pressure Ulcer Prevention, Special Care Nursery* (vedi sito ICN consultato il 4 novembre 2018).

I cataloghi disponibili sono il frutto di gruppi professionali con cultura, formazione e orientamenti teorici differenti, infatti ICN non richiede alcun specifico modello o teoria per organizzare diagnosi, outcomes e interventi (ICN, 2008). È importante notare che i cataloghi non sostituiscono in alcun modo il giudizio clinico degli infermieri e la loro capacità di prendere decisioni. Queste abilità saranno sempre fondamentali per fornire assistenza personalizzata alle persone e alle famiglie. Gli infermieri possono utilizzare uno o più cataloghi come strumenti utili per documentare la loro pratica (ICN, 2008).

3. I processi umani nel MAPU 2018

Il profilo professionale dell'infermiere indica nell'identificazione dei bisogni di assistenza infermieristica l'aspetto centrale dell'attività di questo professionista (DM 14 settembre 1994, n. 739, art. 1). Partendo dalla pratica professionale degli infermieri italiani è opportuno illustrare brevemente le motivazioni che hanno spinto il Gruppo di lavoro, in una prima fase a ridefinire il concetto di bisogno di assistenza infermieristica (Ausili et al., 2015) e, oggi, a **spostare il focus del MAPU dal concetto di "bisogno" al concetto di "processo umano"**. I nuovi influssi teorici, nell'ottica della complessità, interconnessione e liquidità della società, suggeriscono, infatti, un passaggio al concetto di processo che meglio cattura la realtà attuale (Bauman, 2017, 2006; Ceruti, 2018; Magatti, 2017; Morin, 2018; Papa Francesco, 2015) .

Una prima motivazione è che il concetto di bisogno difficilmente coglie la complessità dei fenomeni che richiedono l'attivazione degli interventi di interesse infermieristico. L'impiego del concetto di bisogno, inoltre, tende a ridurre il significato di questi fenomeni a quello di un numero limitato di necessità più generali. Per esempio, "bisogno di respirare" rispetto a **Alterazione degli scambi gassosi** o ad **Alterata funzionalità del sistema respiratorio** sono fra loro molto differenti in termini di manifestazione, di interventi infermieristici e di risultati attesi. In questi tre anni di utilizzo del MAPU 2015 è stato anche confermato che, l'impiego del concetto di bisogno tende a una semplificazione della realtà perché porta a classificare in modo rigido problemi che, per loro natura, sono complessi e multifattoriali. Davanti a una diagnosi infermieristica complessa come **Infezione**, i processi umani coinvolti possono essere molteplici. Per esempio, lo stato e la funzionalità del sistema immunitario, l'integrità cutanea, la funzionalità del sistema cardio-circolatorio, la nutrizione e l'idratazione. Orientare la valutazione infermieristica ai processi umani, consente all'infermiere di cogliere la complessità e l'interdipendenza dei processi sottesi all'infezione e al rischio di infezione. Riferirsi, invece, a un generico bisogno di "sicurezza dell'ambiente" limita l'approccio a un fenomeno così complesso.

Una seconda motivazione è che, fare riferimento ai processi, migliora il ragionamento clinico e, specie nella formazione, agevola lo sviluppo di una mentalità critica di fronte alla crescente complessità delle situazioni assistenziali. L'analisi dei processi favorisce il ragionamento clinico per la pianificazione dell'assistenza infermieristica, l'identificazione delle diagnosi infermieristiche, la formulazione degli *outcome* e la pianificazione degli interventi. Per esempio, l'analisi del processo degli scambi gassosi in un paziente con edema polmonare, nelle sue manifestazioni cliniche di alcalosi o acidosi respiratoria, prevede interventi infermieristici specifici. Nel caso di un'alcalosi respiratoria dovuta alla tachipnea, uno fra gli interventi infermieristici specifici è di incoraggiare il paziente ad un respiro lento e profondo per ridurre la tachipnea e il collasso alveolare. Anche nell'approcciare una persona che ha subito un ictus e si ritrova afasica, avere in mente il bisogno di comunicare potrebbe far volgere l'attenzione unicamente al linguaggio verbale e non verbale, tralasciando ciò che legato alla sua identità personale e alla sua autostima.

Il concetto di bisogno, stante la nostra storia professionale, è stato utile per chiarire ciò di cui si occupa l'infermiere in quanto professionista con conoscenze specifiche. Oggi pare urgente identificare in modo preciso le "problematiche che chiedono l'intervento dell'infermiere" (diagnosi infermieristiche), specie in contesti lavorativi e domiciliari in cui sono presenti nuove figure assistenziali non solo sanitarie. Ciò a cui tutti devono tendere è il raggiungimento di risultati di salute (*outcome*, appunto) che sia possibile osservare, misurare e retribuire. Se ha quindi avuto senso nel 2015, per il Gruppo di lavoro, fare il passaggio da bisogno di assistenza infermieristica (Cantarelli, 1996, 2003, 2017) a bisogni di interesse infermieristico con una nuova definizione di BAI inteso come diagnosi infermieristica (Ausili et al., 2015), oggi serve un ulteriore passaggio.

Parlare di diagnosi infermieristiche è ormai consuetudine in tutto il mondo, viste le spinte all'informatizzazione e l'elevata formazione ed *expertise* raggiunte dagli infermieri in ambito clinico. Anche in Italia ci avviamo finalmente a un doveroso riconoscimento delle competenze diagnostiche dell'infermiere e urge la concretizzazione del processo di ragionamento clinico sotteso all'agire di questo professionista. Il concetto di processo facilita la lettura delle situazioni cliniche e la formulazione delle diagnosi infermieristiche. Tornando al profilo dell'infermiere, che identifica nei bisogni di assistenza infermieristica l'aspetto centrale dell'agire del professionista, è proprio nell'identificazione delle diagnosi infermieristiche che si ritrova questo aspetto fondamentale che richiede capacità di giudizio e competenze avanzate (Schober 2016, Carney, 2015; Dowling et al. , 2013; Nowhouse et al. , 2011; Levett-Jones et al., 2010; Lunney, 2010; Higgs, Jones, 2000; ICN-CNAI,2010; ICN,2008B; De Geest et al. , 2008; Schober, 2008)

Nel MAPU 2018 i **processi umani** sono una successione di fenomeni, eventi ed attività complesse intrinseche all'essere umano che si svolgono in modo coerente e continuo in quanto espressione di un divenire. Essi garantiscono la vita, lo sviluppo, la trasformazione, il benessere e l'armonia con la realtà che circonda l'uomo.

I processi umani sono adattivi, interconnessi, interdipendenti, integrati e si trasformano continuamente nel tempo. Essi sono **adattivi** poiché si modificano in modo continuo e dinamico per far fronte a situazioni e cambiamenti, anche inattesi, che avvengono nel corso della vita dell'uomo. Sono **interconnessi** in quanto esiste tra di loro un legame che li spinge a modificarsi secondo schemi coerenti e comuni. I processi umani sono definiti **interdipendenti** perché tra di loro sussiste un reciproco e inevitabile condizionamento. Sono **integrati** poiché ognuno, con proprie caratteristiche, concorre al raggiungimento di un risultato comune che richiede il contributo di ciascuno. Infine, **si trasformano** nel tempo perché mutano continuamente e sono presenti dal momento del concepimento dell'uomo fino alla sua morte.

In questa elaborazione teorica, anticipando visivamente il concetto di uomo in fase di elaborazione, si è scelto di riferirsi all'immagine dell'uomo di Vitruvio così come rappresentato da Leonardo da Vinci. In questa immagine Leonardo rappresentò l'uomo in perfetta armonia con l'immanente e il trascendente (figura 4).

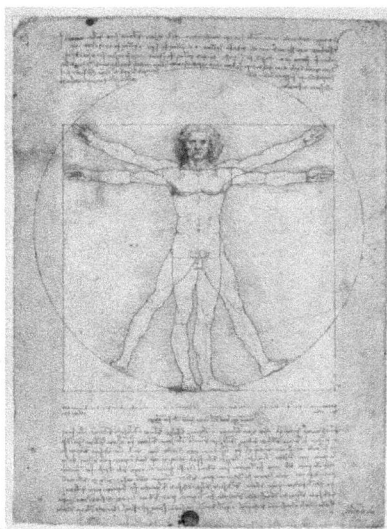

Figura 4 – Immagine dell'uomo vitruviano[16] (© Foto Scala Firenze).

Non si intende qui approfondire i riferimenti filosofici e culturali che ispirarono Leonardo in questa rappresentazione, ma offrire solo

---

[16] Leonardo da Vinci (1452-1519): Schema delle proporzioni del corpo umano o l'Uomo di Vitruvio, ca. 1490. Venezia, Accademia. © 2018. Foto Scala,Firenze - su concessione Ministero Beni e Attività Culturali e del Turismo

un cenno all'interpretazione di questa sua famosa opera. Vitruvio, celebre architetto romano, descrisse la figura dell'uomo come perfettamente circoscritta all'interno di un cerchio (il simbolo del divino) e di un riquadro (il simbolo delle cose terrene). La rappresentazione geometrica di questa antica interpretazione dell'uomo come microcosmo, che racchiude in sé tutto l'universo, fu rappresentata da Leonardo in modo mirabile[17]. Un'ultima nota riguarda, infine, la similitudine della rappresentazione vitruviana con i disegni di Ildegarda di Bingen (1098-1179), già impiegati in ambito infermieristico, perché espressione di un approccio olistico ai concetti di uomo, ambiente e universo (Watson, 2013, p. 174).

Non potendo graficamente rappresentare in tre dimensioni i processi umani come qui intesi[18], si è scelto di sovrapporre schematicamente dei cerchi concentrici all'immagine dell'uomo vitruviano. Nella **Figura 5**, dall'interno verso l'esterno, sono rappresentati i processi umani secondo il MAPU 2018 procedendo dall'immanente verso il trascendente.

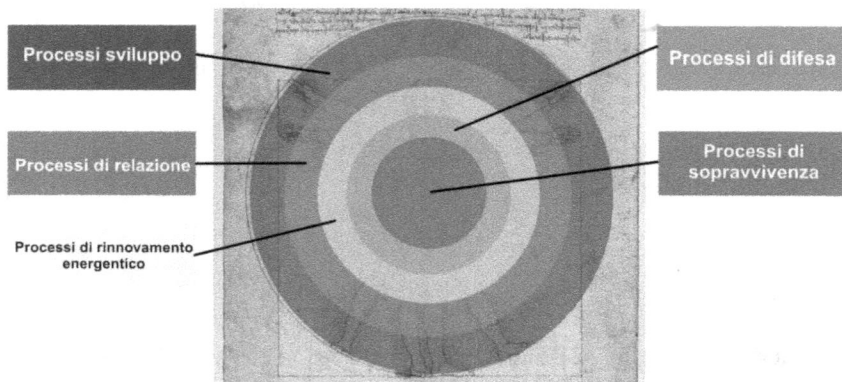

Figura 5 – I processi umani secondo il MAPU 2018 (uomo vitruviano ©
Foto Scala Firenze).

Nel MAPU 2018, i processi umani sono così definiti: processi di
sopravvivenza, processi di **difesa**, processi di **rinnovamento
energetico**, processi di **relazione**, processi di **sviluppo**.

I processi di **sopravvivenza** includono i processi della respirazione
e della circolazione. Questi processi sono indispensabili per la
sopravvivenza e garantiscono la vita attraverso lo scambio di
ossigeno e il trasporto di sostanze nutritive nel sangue.

I processi di **difesa** sono quelli che pongono le basi per il rapporto
armonico con la realtà che circonda l'uomo; essi includono i
processi della coscienza e i processi della protezione. Basti pensare
al ruolo del sistema nervoso e della coscienza che consentono
all'uomo di essere consapevole della realtà, oppure al sistema
regolatore e al sistema immunitario che gli consentono di
mantenere la salute in un ambiente che muta in continuazione.

I processi di **rinnovamento energetico** comprendono i processi
della nutrizione e dell'eliminazione e i processi dell'attività e
dell'inattività. Essi garantiscono la vita, lo sviluppo, la
trasformazione del corpo mediante la produzione, la trasmissione, il
consumo e il recupero dell'energia. Si pensi, per esempio,
all'apporto energetico garantito dalla funzionalità dell'apparato
gastrointestinale o al recupero dell'energia assicurata dalla fase di
inattività dei processi del sonno.

I processi di **relazione** contengono i processi della comunicazione,
i processi interpersonali e i processi dell'apprendimento. Questi
processi permettono all'uomo di relazionarsi con ciò che lo
circonda. Per esempio, è attraverso i processi della comunicazione

che l'uomo può interagire con i propri simili, esprimere le proprie opinioni ed emozioni, sviluppare comportamenti all'interno della società.

Nei processi di **sviluppo** si collocano i processi dell'autorealizzazione e i processi della ricerca di senso. Essi esprimono la spinta dell'uomo verso il trascendente attraverso la ricerca del significato della vita, la domanda di senso di sé e degli altri nel mondo. Per esempio, lo sviluppo dell'identità personale permette all'uomo di riconoscersi in quanto persona e di realizzare le proprie aspirazioni. Si pensi, inoltre, al mantenimento della speranza nella ricerca del significato della sofferenza durante la malattia.

È importante ricordare che tutti questi processi, come precedentemente descritto, sono tra di loro interconnessi e interdipendenti. Per esempio, si pensi a come l'immagine di sé influisca sui processi della nutrizione e dell'eliminazione nell'assistenza a una persona con disturbi del comportamento alimentare. Questa stretta relazione che intercorre tra i processi umani sarà ripresa successivamente nella trattazione del processo di assistenza infermieristica. Infatti, questa interdipendenza è un elemento determinate nella valutazione infermieristica iniziale e continua.

I processi umani, secondo il MAPU 2018 sono riassunti nella **Tabella 1**.

Processi di sopravvivenza	**Processi della respirazione** Stato dell'apparato respiratorio Funzionalità dell'apparato respiratorio **Processi della circolazione** Stato dell'apparato cardio-circolatorio Funzionalità cardio-circolatoria
Processi di difesa	**Processi della coscienza** Stato di coscienza Stato neurologico Funzionalità del sistema nervoso Sensorio Percezione sensoriale **Processi della protezione** Funzionalità del sistema regolatore Sistema immunitario Funzionalità del sistema immunitario Apparato tegumentario
Processi di rinnovamento energetico	**Processi della nutrizione e dell'eliminazione** Stato dell'apparato gastrointestinale Funzionalità dell'apparato gastro-intestinale Stato nutrizionale Stato dell'apparato urinario Funzionalità dell'apparato urinario **Processi dell'attività e dell'inattività** Stato dell'apparato muscolo-scheletrico Funzionalità dell'apparato muscolo-scheletrico Processi del sonno

Processi di relazione	**Processi della comunicazione**
	Capacità di comunicare
	Processi interpersonali
	Processi psicologici
	Processi sociali
	Affettività
	Apparato riproduttivo
	Funzionalità dell'apparato riproduttivo
	Comportamento sessuale
	Processi di apprendimento
	Funzioni cognitive
	Conoscenze
	Comportamenti
	Motivazione
	Self-efficacy
Processi di sviluppo	**Processi dell'autorealizzazione**
	Identità personale
	Immagine corporea
	Immagine di sé
	Autostima
	Processi della ricerca di senso
	Amore (carità e compassione)
	Processi spirituali
	Speranza
	Ricerca di significato (dignità e integrità)

Tabella 1 – Sintesi dei processi umani secondo il MAPU 2018.

Seguono le definizioni dei processi umani così come previsti nel MAPU 2018. Queste tengono conto della definizione di processo umano proposta a p. 26. e ne esemplificano alcune caratteristiche.

3.1 I processi di sopravvivenza

Per sopravvivenza s'intende il mantenimento della vita dal livello cellulare al livello più ampio che è l'essere umano inteso come sistema complesso adattivo. I processi di sopravvivenza sono indispensabili perché garantiscono la vita attraverso lo scambio di ossigeno e il trasporto di sostanze nutritive nel sangue: essi sono quelli della respirazione e quelli della circolazione.

L'apparato respiratorio comprende le vie aeree (superiori e inferiori), i polmoni, la gabbia toracica e i muscoli respiratori. La respirazione garantisce lo scambio di ossigeno e anidride carbonica tra l'ambiente e le cellule dell'organismo umano attraverso il sangue (interconnessione).

Il sistema cardiocircolatorio è costituito dal cuore, dal circolo venoso, arterioso e linfatico. I processi della circolazione garantiscono il trasporto di sostanze nutritive e ossigeno alle singole cellule del corpo umano in base alle loro necessità, assicurando un adeguato flusso ematico ai tessuti.

3.2 I processi di difesa

I processi di **difesa** sono quelli che pongono le basi per il rapporto armonico con la realtà che circonda l'uomo; essi includono i processi della coscienza e i processi della protezione.

I processi della coscienza sono costituiti dallo stato di coscienza ossia dalla vigilanza e dalla consapevolezza. Il livello di vigilanza è caratterizzato dallo stato generale di attenzione che garantisce una relazione con l'ambiente e si trasforma continuamente nelle 24 ore per motivi fisiologici come, per esempio, la stanchezza. La consapevolezza può essere definita come il continuo raffronto fra esperienze sensoriali in arrivo, esperienze passate e percezione della propria identità. La consapevolezza permette alla persona di identificare le situazioni che possono essere fonte di pericolo per sé e per gli altri. Proprio perché è legata al vissuto e alla capacità di rielaborarlo, la consapevolezza si trasforma durante tutta la vita della persona.

I processi della protezione sono legati alla capacità dell'organismo umano di far fronte a situazioni di aggressione da agenti esterni (fisici, chimici, biologici) o da sostanze tossiche prodotte dall'organismo stesso. Processi molto complessi di adattamento caratterizzano la funzionalità del sistema regolatore, dove intervengono costanti feedback fra strutture neurologiche centrali (per esempio, talamo e ipotalamo) e periferiche (per esempio, capacità di vasocostrizione e vasodilatazione).

Per difendersi da agenti esterni l'organismo umano si avvale dell'apparato tegumentario e del sistema immunitario. Il sistema immunitario può agire garantendo una reazione cellulo-mediata oppure in modo specifico attraverso la memoria immunitaria. La memoria immunitaria si forma attraverso una trasformazione continua e con la produzione di anticorpi a seguito del contatto con specifici antigeni.

3.3 I processi di rinnovamento energetico

I processi di **rinnovamento energetico** comprendono i processi della nutrizione e dell'eliminazione e i processi dell'attività e dell'inattività. Essi garantiscono la vita, lo sviluppo, la trasformazione del corpo mediante la produzione, la trasmissione, il consumo e il recupero dell'energia.

I processi della nutrizione e dell'eliminazione includono lo stato e la funzionalità dell'apparato gastro-intestinale e lo stato e la funzionalità dell'apparato urinario. Numerosi sono gli apparati e organi coinvolti che, complessivamente, garantiscono l'utilizzo dell'acqua e dei principi nutritivi presenti negli alimenti, in modo da consentire lo sviluppo e la vita dell'essere umano. I processi coinvolti in questi cicli energetici includono l'eliminazione delle sostanze di scarto.

Gli stessi processi di scambio energetico avvengono a livello di apparato muscolare e scheletrico, mediante i quali l'energia si trasforma (energia termica, energia cinetica), si consuma (kilocalorie, kilojoule) e si rigenera. Questi cicli avvengono anche grazie all'alternanza di attività e inattività regolata dai processi del sonno.

3.4 I processi di relazione

I processi di **relazione** contengono i processi della comunicazione, i processi interpersonali e i processi dell'apprendimento. Questi processi permettono all'uomo di relazionarsi con ciò che lo circonda.

La conoscenza della realtà che circonda l'uomo, inclusi gli altri esseri viventi, avviene in primo luogo, attraverso i sensi. Questi costituiscono i canali principalmente coinvolti nelle relazioni interpersonali. Con l'evoluzione dei processi sociali, a partire dal fondamentale ruolo del nucleo primario familiare, si è passati dal mero mantenimento della specie all'assunzione di numerosi e sempre più sfaccettati significati attribuiti ai rapporti di coppia e ai comportamenti sessuali (affettività, eros).

Nell'arco della sua vita l'uomo diventa consapevole di ciò che conosce attraverso i processi di apprendimento. Questi si realizzano prevalentemente mediante l'uso delle funzioni cognitive e l'esperienza. Le conoscenze dell'uomo trovano riscontro nei suoi atteggiamenti e comportamenti.

3.5 I processi di sviluppo

All'interno dei processi di **sviluppo** si collocano i processi dell'autorealizzazione e i processi della ricerca di senso. Perché l'uomo tenda alla sua realizzazione deve innanzitutto nascere, crescere e svilupparsi in un contesto che lo aiuti a prendere coscienza del suo essere corpo e del suo essere persona distinta da altro e da altri. Per contro, senza la presenza degli altri, il processo di identificazione di sé (acquisizione di una identità personale) è ostacolato o compromesso. L'amore e l'apprezzamento degli altri determinano lo sviluppo dell'autostima e dell'immagine di sé. Il crescente processo di consapevolezza del sé personale e del proprio rapporto con tutto ciò che lo circonda, - altro, ovvero fenomeni e oggetti della realtà; e altri, ovvero le relazioni con i componenti della famiglia e gli altri esseri umani e viventi - suscita la domanda di senso di sé e del mondo. La ricerca del significato della vita, il desiderio di aiutare gli altri (carità) e la spinta dell'uomo verso il trascendente, fanno parte della natura dell'uomo e sono presenti in tutto l'arco della vita e in qualsiasi contesto culturale, religioso e sociale. Alcuni eventi della vita, quali la sofferenza e la malattia, portano in primo piano questa domanda di senso intrinseca alla natura umana. Il desiderio di felicità è comune a tutti gli esseri umani, qualsiasi sia la loro cultura e condizione, e guida, in modo spesso inconsapevole, le azioni e le scelte che l'uomo compie nella sua vita.

4. Il processo di assistenza infermieristica orientato dal Modello assistenziale dei processi umani e con l'impiego dell'ICNP®

Il punto di partenza del processo di assistenza infermieristica è l'incontro con la persona, la famiglia o la comunità. La conoscenza della persona, dei suoi familiari e del suo contesto di vita, sono essenziali per comprendere se presentano alterazioni o rischi di alterazione dei processi e necessitano, quindi, di ricevere interventi infermieristici. Il processo di assistenza infermieristica è il metodo che consente di conoscere e valutare la persona da un punto di vista infermieristico, identificare eventuali problemi assistenziali, pianificare e attuare gli interventi risolutivi, valutarne i benefici immediati e in un determinato arco di tempo. In tutte queste fasi la persona, la famiglia o le figure significative, sono coinvolte in modo attivo.

Il processo di assistenza infermieristica chiede di saper raccogliere, classificare, analizzare, sintetizzare e valutare un numero elevato d'informazioni: tutto questo richiede capacità di ragionamento clinico. Le informazioni sono raccolte utilizzando diversi strumenti come, per esempio, l'osservazione, l'esame fisico e l'intervista per arrivare a formulare un giudizio clinico relativo alla presenza di alterazioni di uno o più processi e giungere all'individuazione delle diagnosi infermieristiche.

Una volta identificate le diagnosi infermieristiche (DI), impiegando conoscenze, esperienza clinica e prove di efficacia, l'infermiere può stabilire i risultati attesi (o *outcome* infermieristici) da raggiungere attraverso i suoi interventi allo scopo di promuovere, mantenere, recuperare la salute della persona o alleviarne la sofferenza.

Le fasi del processo di assistenza infermieristica secondo il MAPU sono le seguenti:
1. Valutazione infermieristica iniziale e continua.
2. Diagnosi infermieristiche.
3. Risultati attesi o *outcome* infermieristici.
4. Interventi infermieristici.

Nella **figura 6** si è cercato di rappresentare la dinamicità del processo di assistenza infermieristica orientato dal MAPU.

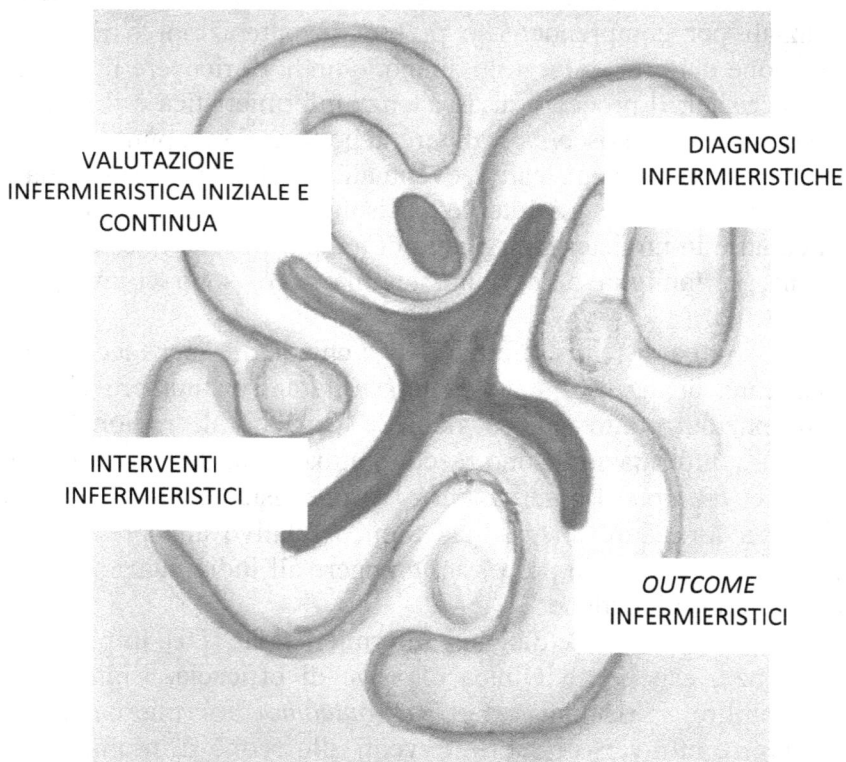

Figura 6 - Le fasi del processo di assistenza orientato dal MAPU e l'ICNP (disegno di S. Puricelli).

Segue ora la trattazione sintetica delle quattro fasi del processo di assistenza infermieristica.

4.1 La valutazione infermieristica iniziale e continua

La letteratura definisce la prima fase del processo di assistenza infermieristica come *Assessment*, *Health Assessment* o *Nursing Assessment*. Alcune traduzioni e testi italiani utilizzano da anni "accertamento" intendendo proprio la fase iniziale qui denominata "valutazione infermieristica iniziale". Questa fase, serve per valutare in modo globale lo stato di salute della persona e la sua eventuale necessità di ricevere assistenza di natura sanitaria, socio-sanitaria e infermieristica. La valutazione è un processo continuo e, come tale, chiede all'infermiere di mettere in campo specifiche conoscenze e abilità per tutta la durata del periodo di presa in carico della persona. Per tale motivo si è scelto di denominare questa fase valutazione infermieristica iniziale e continua. Secondo la presente elaborazione, la valutazione prevede la raccolta dei dati riguardanti lo stato di salute della persona, i processi umani nonché l'attribuzione di un significato professionale alle informazioni raccolte. Ciò che rilevano gli infermieri ogni giorno e in ogni occasione sono dati, segni e sintomi che consentono di descrivere i processi umani, fornendo informazioni per identificare problemi o risorse delle persone, delle famiglie o delle comunità con necessità di salute per cui l'infermiere si trova a dare il proprio contributo professionale. La valutazione iniziale e continua richiede di saper cogliere e creare occasioni utili e tempestive per acquisire sempre nuovi dati, ma anche capacità di aggregazione, elaborazione e interpretazione delle informazioni individuate avvalendosi anche, dove opportuno, del supporto di scale e indici per oggettivare e classificare fenomeni che non risultano sempre facilmente misurabili e descrivibili. Il livello di competenza raggiunto nel raccogliere ed elaborare informazioni è dato dall'abilità di utilizzare - nel modo migliore, nel momento più opportuno, tenendo conto della situazione e del contesto -, le conoscenze, le esperienze, le abilità acquisite e le capacità di pensiero critico.

La valutazione avvia il processo diagnostico che ogni infermiere deve mettere in atto per giungere all'individuazione delle diagnosi infermieristiche (*nursing diagnoses*). Le ipotesi diagnostiche, che si affacciano già nella prima fase del processo di assistenza, trovano riscontro e conferma con i dati che l'infermiere ricerca in modo intenzionale nella valutazione. L'infermiere osserva e raccoglie dati sulle persone assistite avendo in mente i concetti del MAPU 2018[19] e valutando in particolare i processi umani. Si tratta di procedere da uno sguardo generale alla persona e al contesto assistenziale ad una valutazione più mirata orientata dai problemi emergenti considerando i processi di sopravvivenza, di difesa, di rinnovamento energetico, di relazione e di sviluppo. In questa sede s'intendono fornire solo alcuni riferimenti generali di questo percorso, rimandando ad una bibliografia approfondita la trattazione degli aspetti clinici-assistenziali (Jarvis, 2016; Bickley, 2016).

Per valutare i **processi di sopravvivenza**, l'infermiere considera i processi della respirazione e i processi della circolazione.
Nei **processi della respirazione** l'infermiere valuta lo stato e la funzionalità del sistema respiratorio attraverso l'esame fisico del torace e dei muscoli accessori della respirazione (si veda l'impiego di ispezione, palpazione, auscultazione e percussione nell'esame fisico del torace). Inoltre, è necessario considerare i caratteri del respiro, la presenza, assenza ed efficacia della tosse e le caratteristiche dell'espettorato se presente. La consultazione di esami ematici e strumentali (per esempio l'emogasanalisi, le

---

[19] Il lavoro sugli elementi teorici del MAPU è in fase di sviluppo.

radiografie del torace) integra la valutazione di questi processi. Infine, l'infermiere valuta la storia e la familiarità per problemi respiratori e la presenza di sintomi riferibili ad un problema respiratorio (per esempio la dispnea o le apnee notturne). Nei **processi della circolazione** l'infermiere valuta lo stato e la funzionalità del sistema circolatorio (centrale e periferico) e del sistema linfatico. Per quanto attiene il sistema circolatorio centrale, l'infermiere esegue l'esame fisico del torace e dei vasi del collo (si veda l'impiego di ispezione, palpazione, auscultazione e percussione nell'esame fisico di questi distretti corporei). Sono inoltre da valutare i caratteri del polso centrale, la pressione arteriosa e la pressione venosa centrale (dove opportuno). Alcuni esami ematici e strumentali (per esempio gli enzimi cardiaci, l'elettrocardiogramma, l'ecocardiogramma, o l'ecodoppler dei tronchi sovra-aortici) possono aiutare nella valutazione approfondita di questi processi. Per quanto riguarda la valutazione della circolazione periferica, l'infermiere considera i caratteri dei polsi periferici, svolge l'esame fisico degli arti inferiori e superiori, e consulta eventuali esami strumentali (per esempio, l'ecodoppler degli arti inferiori e superiori). La valutazione del sistema linfatico richiede l'esame fisico dei linfonodi, l'esame fisico degli arti superiori e inferiori, in particolare per la valutazione di edemi o succulenze. Infine, l'infermiere indaga la storia e la familiarità per problemi di tipo circolatorio e la eventuale presenza di sintomi (per esempio, palpitazioni, *claudicatio intermittens*, dolore, lipotimie, sincopi).

Per valutare i **processi di difesa**, l'infermiere considera i processi della coscienza e i processi della protezione. Nei **processi della coscienza** l'infermiere esamina la stato di coscienza e lo stato e funzionalità del sistema nervoso. Alcuni aspetti da considerare sono l'aspetto, il comportamento, il pensiero, il ragionamento, e l'eloquio, oltre che il livello di coscienza (valutato anche attraverso la scala di Glasgow o altri strumenti specifici). Inoltre, l'infermiere svolge un esame fisico finalizzato alla valutazione della propriocezione, della percezione sensoriale (per esempio, sensibilità, dolore), della mobilità, del tono muscolare, dei riflessi, della postura, dell'equilibrio e dell'andatura. Infine, attraverso tecniche di esame fisico si valuta la funzionalità dei nervi cranici e dei sensi quali l'olfatto, la vista, il gusto, il tatto e l'udito. Anche in questo caso è necessario indagare la storia e la familiarità per problemi di tipo neurologico e la eventuale presenza di sintomi (per esempio parestesia, afasia, o amnesia). Nei **processi della protezione** l'infermiere esegue l'esame fisico della cute e degli annessi cutanei (valutandone, per esempio, lo spessore, l'elasticità, l'idratazione, l'integrità, il colore e la temperatura). Inoltre, l'infermiere rileva e considera la temperatura corporea (centrale e/o periferica). Ai fini della valutazione dello stato e funzionalità del sistema immunitario è necessario un esame fisico complessivo per la ricerca di segni di immunodeficienze. Inoltre, è di particolare rilievo indagare la suscettibilità alle infezioni e considerare alcuni esami ematochimici (per esempio, l'emocromo con formula e gli indici di flogosi). È infine pertinente ricostruire la storia e la familiarità per problemi cutanei e/o infezioni pregresse, e interrogare il paziente per la presenza di sintomi riferibili a processi patologici del sistema tegumentario e immunitario.

Nell'ambito dei **processi di rinnovamento energetico** l'infermiere valuta i processi della nutrizione ed eliminazione e i processi dell'attività e inattività. Per una valutazione dei **processi della nutrizione ed eliminazione** l'infermiere esegue l'esame fisico della bocca e dei denti, della faringe, della laringe e la valutazione della deglutizione (anche attraverso tecniche e strumenti specifici). Esegue inoltre l'esame fisico dell'addome (si vedano l'impiego di auscultazione, palpazione, percussione e ispezione per rilevare i principali segni rappresentativi di problematiche gastrointestinali) e valuta lo stato nutrizionale considerando le misure antropometriche, gli esami ematochimici (per esempio, proteine, ferro, ematocrito), le pliche cutanee e, in generale, la presenza di segni di disidratazione e/o malnutrizione (per esempio, attraverso l'esame fisico della cute e degli annessi cutanei). È opportuno che l'infermiere svolga anche l'esame fisico del retto e dell'ano e valuti le caratteristiche della defecazione (per esempio, frequenza, sensazione di completo svuotamento) e delle feci (per esempio, colore, odore, consistenza e forma). Alcuni esami ematochimici (per esempio, la funzionalità epatica), gli esami delle feci e determinati esami strumentali (per esempio, rettoscopia, colonscopia, o TAC addome), possono contribuire alla valutazione di questi processi. Per quanto attiene la funzione urinaria, l'infermiere esegue l'esame fisico dell'addome (per valutare reni, ureteri, vescica, e uretra), esamina i meati uretrali esterni e, più in generale, la zona perineale, valutando le caratteristiche della minzione (per esempio, frequenza, urgenza, sensazione di completo svuotamento vescicale) e delle urine (per esempio, il colore, l'odore, la densità e la trasparenza). Gli esami delle urine, alcuni esami ematochimici (per esempio, la funzionalità renale) e alcuni esami strumentali (per esempio, TAC renale, cistoscopia), contribuiscono alla valutazione complessiva di questi processi. Anche in questo gruppo di processi è rilevante considerare la storia e la familiarità per problemi gastrointestinali e genito-urinari e valutare la presenza di sintomi riferibili al sistema gastrointestinale e urinario (per esempio, dispepsia, nausea, diarrea, stipsi, nicturia o stranguria). Nei **processi dell'attività e inattività** l'infermiere esegue l'esame fisico di ossa, muscoli e articolazioni. Valuta la postura, l'andatura, l'equilibrio, l'allineamento corporeo, la massa, la forza e il tono muscolare così come la mobilità, funzionalità e ampiezza dei movimenti articolari. L'infermiere valuta inoltre l'attività neuro-vascolare e il rischio di cadute, anche attraverso l'impiego di specifiche scale. Infine, interroga il paziente per conoscere la storia e familiarità per problemi muscoloscheletrici e per valutare la presenza di sintomi riferibili al sistema muscoloscheletrico (per esempio, tremori, crampi, incapacità funzionali, rigidità muscolare e cadute pregresse). Per completare la valutazione di questi processi, l'infermiere considera la qualità e quantità del sonno, la presenza di disturbi del sonno nelle sue diverse fasi, la capacità di concentrazione diurna, la vigilanza diurna, nonché il livello di energia psicofisica e la sensazione di benessere conseguente a un efficace riposo e sonno. Indaga inoltre la storia e familiarità per i problemi del sonno e la presenza di sintomi riferibili ad alterazioni del ciclo sonno-veglia, anche attraverso l'impiego di scale di misura come il *Pittsburgh Sleep Quality Index*.

Nei **processi di relazione** sono inclusi i processi della comunicazione, i processi interpersonali e i processi di apprendimento.
Nei **processi della comunicazione** si indagano la capacità di esprimere verbalmente il pensiero, anche attraverso l'impiego delle parole e la costruzione di frasi. Il linguaggio verbale è un elemento essenziale perché il soggetto sia capace di comunicare, e presuppone la valutazione degli organi deputati alla fonazione. Lo stato del sistema nervoso centrale è essenziale alla comprensione ed espressione del linguaggio sia scritto che parlato. La presenza, per esempio, di alterazioni quali afasia, disartria, disfonia e afonia, fa parte della valutazione dei processi della comunicazione. La capacità di comunicare include le espressioni del viso, il linguaggio del corpo (per esempio, la postura, la distanza dall'interlocutore o dalle cose), il tono della voce, la presenza di momenti di silenzio o di altri atteggiamenti legati alla trasmissione di messaggi non sempre consapevoli. Nei **processi interpersonali** serve valutare i processi psicologici, i processi sociali, l'affettività, il comportamento sessuale, lo stato e la funzionalità dell'apparato riproduttivo. L'infermiere deve mettere in campo abilità complesse che prevedono l'impiego consapevole dell'osservazione e del linguaggio non verbale proprie e dell'altro. Per la valutazione dei processi psicologici è utile considerare, per esempio, le emozioni

(rabbia, tristezza, gioia, disgusto, paura, eccitazione, sorpresa) e lo stato dell'umore (ansia, depressione, stress, manie). Per valutare i processi sociali serve porre attenzione alle capacità della persona di agire nei suoi contesti di vita, alle caratteristiche delle sue reti sociali e al livello di sostegno al quale è in grado di accedere. Rispetto, per esempio, ai contesti di vita, è utile considerare le caratteristiche delle reti sociali (responsabilità all'interno del nucleo familiare, sul lavoro e in altre organizzazioni), la capacità di prendere decisioni informate rispetto alla propria salute e alla scelta fra le cure disponibili (*health literacy*), il livello di resilienza personale e del gruppo di appartenenza. La sfera dell'affettività ha una notevole rilevanza in tutte le fasi della vita dell'uomo e la capacità di esprimerla nelle relazioni determina le risposte comportamentali degli altri (per esempio, il livello di estroversione o di timidezza). Raccogliere dati sullo stato e la funzionalità dell'apparato riproduttivo, così come sul comportamento sessuale, chiede attenzione alle fasi della vita che hanno una loro particolarità sia in relazione alla funzionalità sessuale, sia alla capacità di riproduzione. La rilevazione dei caratteri sessuali primari e secondari fa parte di questa fase di valutazione, a cui si aggiungono alcuni aspetti particolarmente rilevanti che riguardano lo sviluppo e le abitudini sessuali (attività, desiderio, soddisfazione, eccitazione). Non è mai da sottovalutare la possibile presenza di abuso, maltrattamento, anche in assenza di evidenti lesioni. Infine, per i **processi di apprendimento**, l'infermiere valuta le funzioni cognitive, le conoscenze, la motivazione, gli atteggiamenti, la *self-efficacy* e i comportamenti, con particolare attenzione agli stili di vita. Nelle funzioni cognitive l'infermiere considera l'attenzione, la memoria e lo sviluppo del pensiero (logica, astrazione, coerenza, consapevolezza). Numerosi strumenti sono a disposizione per oggettivare lo stato cognitivo, uno dei più utilizzati è la *Mini Mental State Examination* (MMSE). Per raccogliere dati sulle conoscenze l'infermiere si informa, per esempio, su quanto la persona conosce degli stili di vita, della sua patologia, delle terapie assunte e dei servizi socio-sanitari a sua disposizione. I comportamenti, intesi come il complesso coerente di atteggiamenti che la persona assume in reazione a determinati stimoli, forniscono indizi sia sulle caratteristiche della persona (resilienza, coerenza, *self-efficacy*) sia sui suoi processi di acquisizione, oblio e discriminazione delle conoscenze sulla salute e la malattia. Preziose informazioni possono essere colte dal comportamento della persona, che include i suoi atteggiamenti verso il cibo, il movimento, le relazioni sociali, la malattia. La valutazione di tutti i processi di apprendimento è particolarmente rilevante per individuare le capacità di self-care delle persone. La motivazione è un elemento molto importante e connesso all'adesione agli stili di vita salutari ed è quindi un dato rilevato all'interno dei processi di apprendimento. Valutare la presenza di motivazione significa raccogliere informazioni sulla volontà di pianificare, trovare le risorse e agire per garantire la propria salute. S'intende per *self-efficacy* (autoefficacia) il credere nelle proprie capacità nel raggiungere un risultato rispetto al mantenimento o al recupero della propria salute. La valutazione del livello di autoefficacia, misurabile anche con apposite scale, è rilevante per scegliere e monitorare il raggiungimento degli outcome di un piano di educazione alla salute.

Nei **processi di sviluppo** si collocano i processi dell'autorealizzazione e i processi della ricerca di senso. Nei **processi dell'autorealizzazione** si trovano l'identità personale, l'immagine corporea, l'immagine di sé e l'autostima. L'identità personale, che implica la percezione di sé integrata e completa, inizia al momento del concepimento e si sviluppa durante tutto l'arco della vita. Tuttavia, vi sono dei momenti più significativi come, per esempio, l'identificazione di sé nell'infante e l'appartenenza al genere. La rilevanza dell'immagine corporea e dell'immagine di sé è particolarmente evidente in alcune fasi della vita (per esempio, adolescenza, gravidanza, menopausa, vecchiaia) e quando la malattia porta a cambiamenti reali o percepiti del proprio corpo per ciò che riguarda il suo aspetto, la sua struttura e/o le sue funzioni. Alcuni esempi sono magrezza, obesità, alopecia (aspetto); amputazione di un arto, paresi, cicatrici (struttura); perdita della funzione riproduttiva, perdita del controllo degli sfinteri (funzioni). L'autostima esprime la capacità della persona di valutare se stessa e le proprie capacità; è il frutto del percorso di vita di ciascun individuo e può subire dei cambiamenti in funzione di variabili personali e ambientali. La malattia o il pensionamento, per esempio, possono determinare il cambiamento del ruolo sociale, con conseguente perdita di autostima. Nei **processi della ricerca di senso** sono compresi l'amore, i processi spirituali, la speranza e la ricerca di significato. Parlare di amore significa raccogliere informazioni sulle esperienze vissute in ambito affettivo, dalla relazione con la madre, ma anche come la persona ha sviluppato la sua capacità di amare, di vivere la carità (amore gratuito) ed esprimere compassione. In questo processo è incluso lo sviluppo delle attitudini e capacità del prendersi cura di sé e degli altri. I processi spirituali esprimono i valori e le convinzioni che portano la persona alla ricerca del bene attraverso il suo rapporto con un'entità superiore. Essi si possono esprimere, in base alla cultura, educazione e tradizione della persona e della sua famiglia, in partecipazione a riti religiosi di una particolare tradizione di fede. Nei processi spirituali è da valutare la capacità della persona di agire, in base alle sue convinzioni, dei comportamenti che curano il suo spirito anche attraverso la ricerca del bello, per esempio facendo ricorso ad attività creative e ricreative (arte, musica, respirazione, meditazione, immersione nella natura o altre espressioni artistiche). Uno strumento tradotto e validato in italiano, utilizzato specie nelle cure palliative, è il *System of Belief Inventory* (SBI-15R). La speranza è una disposizione volontaria a mobilitare energie per raggiungere un bene futuro. Il mantenimento della speranza è alimentato dalla possibilità di riconoscere le possibili alternative personali, ma soprattutto fornite dal contesto di vita (famiglia, amici, operatori sanitari). In letteratura sono reperibili numerose scale che valutano la presenza di speranza. Il processo della ricerca di significato è insito nella natura umana e due aspetti rilevanti per chi assiste gli altri sono rappresentati dal rispetto della dignità e dell'integrità della persona. Uno strumento tradotto e validato in italiano, utilizzato specie nelle cure palliative, è il *Patient Dignity Inventory* (PDI).

L'alterazione o il rischio di alterazione di uno o più processi, porta all'identificazione della diagnosi infermieristica (figura 7).

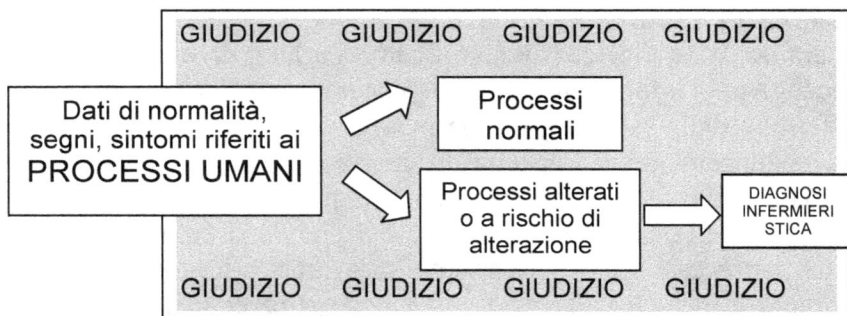

Figura 7 – Dai dati all'individuazione della diagnosi infermieristica.

4.2 Le diagnosi infermieristiche

La **diagnosi infermieristica** nel MAPU è il risultato finale di un processo di ragionamento clinico espresso dall'infermiere al termine dell'interpretazione e sintesi delle informazioni raccolte sui processi umani. L'individuazione della diagnosi richiede all'infermiere: accuratezza nella raccolta dei dati e nel processo diagnostico, capacità di ragionamento clinico, impiego di linee guida o risultati di ricerca ed esperienza. Questa fase del processo è modulata in funzione della reale situazione assistenziale e tiene conto delle priorità emergenti.

La **diagnosi infermieristica** è il giudizio clinico che esprime la condizione nella quale i processi umani che garantiscono la salute della persona, della famiglia e della comunità sono alterati o a rischio di alterazione e richiedono l'intervento dell'infermiere.

L'individuazione della diagnosi infermieristica (DI) esprime in modo sintetico un giudizio sull'alterazione o sul rischio di alterazione di uno o più processi umani. Ogni diagnosi infermieristica consiste quindi in una decisione finale che implica un processo di valutazione che mette in relazione le informazioni derivanti dalla valutazione iniziale con un'ipotesi diagnostica. Il ragionamento diagnostico è quindi un processo intenzionale, che si basa sulle conoscenze, sull'intuizione, sull'esperienza e sulle capacità di discriminare le informazioni, selezionandole in modo tale da mettere in evidenza quelle importanti e riconducibili a possibili alterazioni o a rischi di alterazioni dei processi umani, da quelle meno rilevanti.

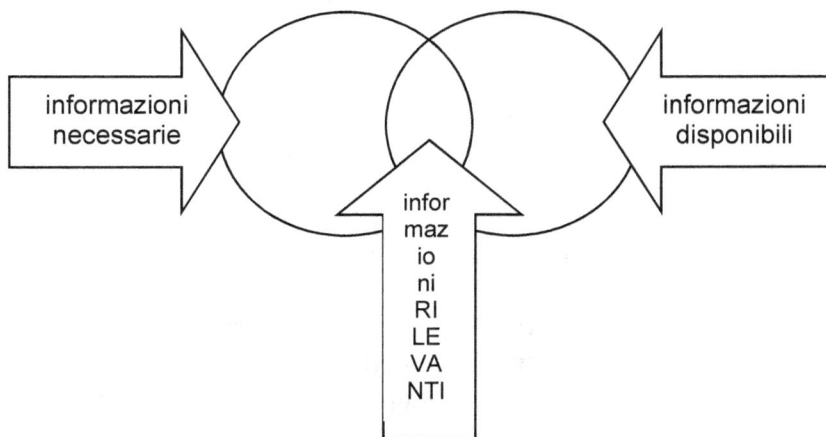

informazioni
necessarie

informazioni
disponibili

infor
maz
io
ni
RI
LE
VA
NTI

Figura 8 - Selezionare le informazioni rilevanti.

Prima di individuare una diagnosi definitiva, l'infermiere valuta se le informazioni delle quali dispone sono sufficienti per formulare un giudizio diagnostico. Per questo motivo deve porre particolare attenzione a evitare di cadere nel pregiudizio ovvero nel tendere ad ancorarsi alle prime impressioni date dall'osservazione iniziale o dal riferimento ad alcune diagnosi ricorrenti nella propria esperienza o nel proprio ambito lavorativo. Se è indubbio che la più frequente esposizione a problemi assistenziali simili può facilitare il processo diagnostico, ad essa deve però affiancarsi una flessibilità di pensiero che permetta di fare una ricerca estensiva delle possibili diagnosi presenti nella situazione assistenziale che si sta vivendo. Un altro elemento da considerare per la formulazione di una diagnosi definitiva è il coinvolgimento della persona assistita, della sua famiglia e degli altri operatori sanitari.

Le caratteristiche del professionista, le sue conoscenze delle prove di efficacia e linee guida, la selezione dei dati raccolti nella fase di valutazione iniziale, la relazione instaurata con la persona e la sua famiglia, l'identificazione dei problemi assistenziali prioritari consentono di identificare le diagnosi riferite ai processi umani oppure di identificare diagnosi di rischio di alterazioni dei processi umani.

In molti casi la ricerca scientifica ha identificato delle condizioni che possono essere definite fattori di rischio e la loro esposizione da parte della persona permette di formulare una diagnosi di rischio. Per esempio, in caso di esposizione ad un agente patogeno (es. salmonella) è possibile avere una diagnosi di **rischio di infezione** (10015133). In altri casi è lo stato di alcuni processi della persona che definisce un livello di vulnerabilità che, correlato all'esposizione ad alcune variabili presenti nell'ambiente portano alla formulazione di una diagnosi di rischio o di alterazione del processo. Per esempio, durante la valutazione iniziale dei processi di rinnovamento energetico, lo stato dell'apparato muscolo-scheletrico risulta vulnerabile perché, valutando la coordinazione motoria, si riscontra alterata deambulazione e andatura instabile.

L'ambiente nel quale vive la persona, con la presenza di pavimento sdrucciolevole e irregolare, porta alla formulazione della DI **rischio di caduta** (10015122).

La **figura 9** cerca di rappresentare graficamente il percorso di identificazione della diagnosi infermieristica sopra esemplificata (rischio di caduta).

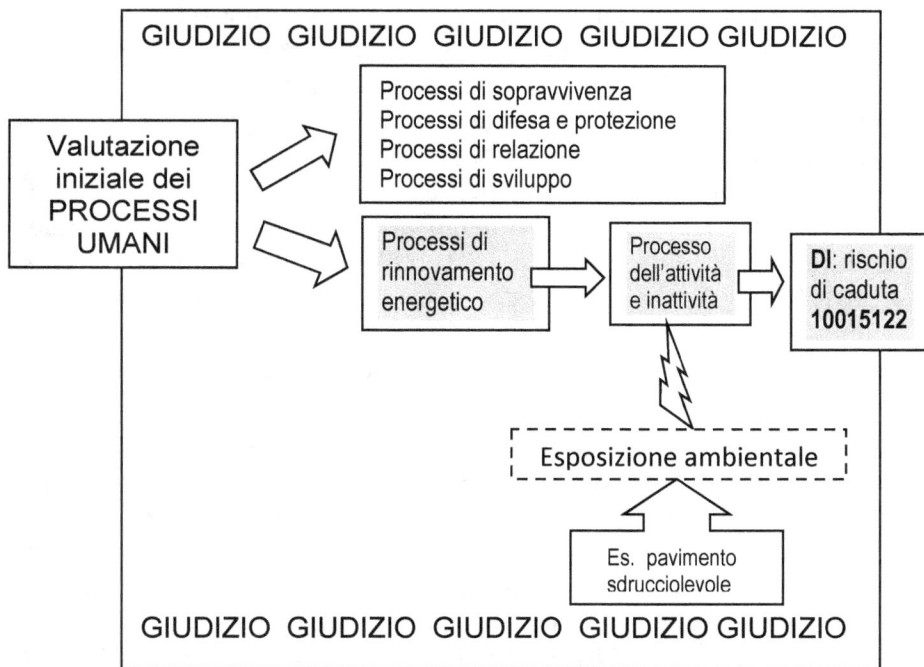

Figura 9 – Esempio di valutazione iniziale che porta alla DI rischio di caduta.

Un altro esempio, sempre riguardante i processi di rinnovamento energetico, è quello di una persona ospedalizzata sottoposta ad una serie di esami diagnostici che prevedono il digiuno (esposizione ad ambiente sconosciuto e cambiamento di abitudini e regime alimentare) che presenta una difficoltà alla deglutizione (alterazione della funzionalità dell'apparato gastrointestinale). In questo caso interverranno le competenze professionali che, attraverso il giudizio, frutto della valutazione delle informazioni raccolte, della loro comparazione con le conoscenze acquisite, delle prove di efficacia e dell'uso di una scala di valutazione (MUST; *mini nutritional assessment*; NRS), permetteranno di individuare se la persona ha un **carente apporto nutrizionale** (10025519), un **rischio di essere sottopeso** (10037586) o è **sottopeso** (10027316). Allo stesso modo se una persona ospedalizzata per frattura di femore afferma di non essere mai stata regolare nella defecazione, l'infermiere, con una valutazione mirata sui processi di rinnovamento energetico - in particolare della nutrizione e dell'eliminazione ma anche dell'attività e dell'inattività e sui processi di relazione in riferimento ai processi psicologici -, può individuare la DI di **stipsi**[20] (10000567) o **rischio di stipsi** (10015053). Anche in questo caso, l'utilizzo di una scala di valutazione come la *Constipation Assessment Scale,* potrebbe aiutare l'infermiere nel riconoscere il fenomeno osservato.

Un altro esempio di tipologie di diagnosi sono quelle legate alla promozione della salute. In questo caso i processi indagati sono quelli di relazione e, in modo più specifico, quelli di apprendimento. Il giudizio clinico riguarderà, infatti, le conoscenze della persona sul mantenimento della salute, la sua motivazione a migliorare lo stato di salute, i comportamenti, gli atteggiamenti e l'autoefficacia (*self-efficacy*) per aumentare il proprio benessere. Se si riscontra, in un ragazzo di 12 anni, una alterazione dei processi di rinnovamento energetico documentata con un BMI alterato e, fra i processi di apprendimento, una scarsa motivazione   all'attività

---

[20] Nella attuale versione presente nel Browser (*2017 Release*), il termine è stato tradotto con costipazione, vedi nota 12.

fisica, si potrà formulare la diagnosi di **alterazione del comportamento riguardo agli esercizi** (10022043).

In alcuni casi, le caratteristiche della situazione e dei processi coinvolti possono portare alla formulazione di una diagnosi che, a sua volta, potrebbe essere un'informazione funzionale all'identificazione di un'ulteriore diagnosi più complessa. È quest'ultima che richiederà l'attuazione di interventi finalizzati al raggiungimento dei risultati di assistenza (outcome). Un esempio è la presenza di febbre, che può essere o un'informazione o una diagnosi infermieristica. È un'informazione quando emerge nell'assistenza a un paziente portatore di catetere vescicale che sviluppa un'infezione (**F**[21]: 10007916); è una diagnosi quando è il risultato di un'alterazione dei processi di difesa (**DI**: 10041539), in particolare di quelli di protezione, dell'apparato tegumentario (es. mancata dispersione del calore) o del sistema immunitario (es. dopo una vaccinazione).

Prima di definire gli outcome infermieristici è utile, specie in presenza di più diagnosi, riflettere sulla scelta di quali emergono come prioritarie per pianificare gli interventi assistenziali da attuare immediatamente e quelli che è possibile posticipare. Le abilità che l'infermiere deve mettere in campo sono soprattutto quelle legate alla presa di decisioni. L'infermiere ordina le diagnosi in base alla loro importanza per la persona assistita (famiglia, comunità), all'evoluzione delle sue condizioni di salute e della situazione specifica nella quale si trova. È utile ricordare che non è detto che le aspettative dell'assistito e della sua famiglia coincidano sempre con le priorità identificate dai professionisti sanitari. Un esempio è l'assistenza a una persona dopo un intervento di chirurgia maggiore. La mobilizzazione precoce, in particolare la ginnastica respiratoria, ritenute prioritarie da parte dell'infermiere, possono

---

[21] Abbreviazione di focus.

non essere gradite al paziente che prova dolore nell'eseguirle. Ancora, se può essere immediato associare ai processi di sopravvivenza gli interventi prioritari, non va dimenticato che, in prossimità della morte, la persona potrebbe ritenere più urgente la cura dei processi della ricerca di senso. Per queste ragioni, la diagnosi infermieristica è anche il risultato di un processo di condivisione e collaborazione con la persona, che partecipa attivamente alla pianificazione dell'assistenza infermieristica.

4.3 I risultati attesi o *outcome* infermieristici

La terza fase del processo di assistenza infermieristica è la **definizione dei risultati attesi.** in seguito alla valutazione iniziale e all'individuazione delle diagnosi infermieristiche, l'infermiere pianifica con l'assistito, coinvolgendo i suoi familiari, i risultati di salute desiderabili e realizzabili. L'infermiere presterà particolare attenzione ai valori personali e del principio di autonomia dell'assistito nello determinare le proprie scelte di salute e di vita. Questa fase esplicita il risultato atteso o auspicabile degli interventi infermieristici messi in atto per agire sui processi umani alterati o a rischio di alterazione, al fine di promuovere o ripristinare la salute e il benessere della persona.

La definizione dei risultati attesi richiede all'infermiere: accuratezza nella raccolta dei dati, capacità di ragionamento clinico, impiego di linee guida e risultati di ricerca, capacità di prendere decisioni ed esperienza. Il processo decisionale terrà conto della semplicità e complessità dell'assistenza, delle caratteristiche della persona e del contesto, che include le risorse e la tecnologia a disposizione.

Questa fase del processo di assistenza è quindi da intendere come l'espressione sintetica del risultato ottenuto dalla persona in termini di promozione, mantenimento o ripristino della salute e del benessere o riduzione della sofferenza.

> La fase della definizione dei risultati attesi esplicita ciò che si intende ottenere con gli interventi infermieristici messi in atto per agire sui processi alterati o a rischio di alterazione.

L'individuazione degli *outcome* esprime in modo sintetico un giudizio sul risultato che l'infermiere e il paziente si attendono dopo gli interventi assistenziali concordati e attuati. Utilizzando il browser dell'ICNP®, gli *outcome* si trovano affiancati alle diagnosi (diagnosi positive).

Proseguendo nell'esempio già utilizzato, per la persona che presenta una diagnosi di **sottopeso**, sarà auspicabile raggiungere il **miglioramento dell'assunzione di cibo** (10047324). Saranno le informazioni e i dati raccolti nella fase di valutazione iniziale e continua a escludere altri possibili *outcome* quali **peso nei limiti della norma** (10027392) che sarà invece auspicabile e realistico qualora la diagnosi fosse **rischio di essere sottopeso** (10037586).

4.4 Gli interventi infermieristici

Gli **interventi infermieristici** secondo il MAPU 2018 sono l'insieme delle azioni messe in atto dall'infermiere per raggiungere gli outcome o risultati definiti in precedenza. Gli interventi infermieristici sono volti a promuovere e mantenere la salute e il benessere, prevenire e trattare la malattia, recuperare le capacità residue della persona e alleviarne la sofferenza.

La scelta degli interventi richiede all'infermiere: capacità di ragionamento clinico; impiego di linee guida, protocolli e procedure, risultati della ricerca; capacità di prendere decisioni; capacità psico-motorie e comunicative; abilità tecnico-pratiche e il ricorso all'esperienza. Sono proprio gli interventi a costituire la parte centrale del piano di assistenza, lo strumento operativo dell'infermiere.

Per quanto riguarda le diagnosi infermieristiche di alterazione, gli interventi saranno improntati a evitare che le conseguenze della modificazione dei processi coinvolti si ripercuotano sullo stato di benessere della persona.

Riprendendo l'esempio del paragrafo precedente, sulla persona che presenta una diagnosi di **sottopeso** (10027316), l'infermiere interverrà scegliendo gli interventi più idonei per aumentare l'apporto calorico tenendo conto anche dei protocolli e delle linee guida. Alcuni esempi di interventi possono essere: gestire lo stato nutrizionale (10036013) e/o inserire una sonda gastrica (10010324 + 10046132).

Quando la diagnosi è riferita a un rischio di alterazione di un processo, gli interventi saranno volti a eliminare o ridurre il fattore di rischio o prevenire il problema. Nel caso della persona con difficoltà nella deglutizione, è presente il **rischio di essere sottopeso** (10037586), per il quale possono essere attuati i seguenti interventi:

Valutare lo stato nutrizionale (10030660) e gestire un programma dietetico (10023861).

Quando la diagnosi è l'esito di un'alterazione dei processi di apprendimento come, per esempio, **carente apporto nutrizionale** (10025519) dovuto alla mancanza di conoscenze sui principi nutritivi o sul fabbisogno alimentare, gli interventi potranno riguardare: Educare sul fabbisogno alimentare (10046533), Insegnare uno schema alimentare (10032918) oppure Istruire riguardo alla nutrizione (10024618). Questi sono tutti interventi che hanno la finalità di educare alla salute.

4.5 La valutazione continua

Per completezza si riprende qui la prima fase del processo di assistenza (valutazione iniziale) descrivendo gli elementi che caratterizzano la valutazione continua. Si ribadisce che, secondo l'approccio teorico qui proposto, questa distinzione è puramente didattica in quanto la valutazione è una sola fase che inizia con la presa in carico della persona assistita (persona, famiglia, comunità) e prosegue fino all'interruzione del rapporto professionale.

In modo analogo alla valutazione iniziale e impiegando i medesimi metodi e strumenti, la valutazione continua è un processo che prevede numerose attività e interventi, finalizzati a riformulare un giudizio clinico confrontandolo con quello espresso nella fase d'identificazione delle diagnosi infermieristiche. In questa fase si potranno, eventualmente, identificare nuove DI in relazione alle mutate condizioni di salute e benessere della persona, dell'esito degli interventi attuati, del contesto assistenziale e dell'evoluzione clinica. Così come nella valutazione iniziale, le informazioni sono raccolte utilizzando diversi strumenti come, per esempio, l'osservazione, l'esame fisico e l'intervista per arrivare a formulare un giudizio clinico relativo alla risoluzione, persistenza o insorgenza di DI (si veda la figura 8). La valutazione continua implica il monitoraggio di tutti i processi che possono modificarsi in riferimento alle condizioni cliniche della persona, ai contesti assistenziali, ai trattamenti sanitari programmati o imprevisti, agli eventi favorevoli o sfavorevoli che avvengono nel periodo della presa in carico.

Per riprendere l'esempio della diagnosi **sottopeso** (10027316), potranno essere pianificati anche alcuni interventi che esprimono un controllo e quindi una valutazione. Per esempio, **monitorare il peso** (10032121), **monitorare l'assunzione di cibo** (10036614),

monitorare l'apporto nutrizionale (10036032), **valutare l'apporto di cibo** (10050091).

Il processo di valutazione richiede all'infermiere di impiegare conoscenze e capacità acquisite e modellate dall'esperienza. In particolare, come nella fase di valutazione iniziale, è utile l'impiego di strumenti che favoriscano l'accuratezza della raccolta dati come, per esempio le scale di valutazione. Considerato il costante coinvolgimento che l'infermiere attua nei confronti della persona e della sua famiglia in tutte le fasi del processo di assistenza infermieristica, è anche auspicabile valutare il grado di soddisfazione della persona in riferimento all'assistenza ricevuta e ai risultati ottenuti. Riprendendo ancora l'esempio sopra descritto, la scelta tra gli interventi **monitorare l'assunzione di cibo** o **valutare l'apporto di cibo**, terrà conto del grado di partecipazione della persona e della sua famiglia.

5. Conclusioni

All'inizio del lavoro che ha portato alla prima pubblicazione del 2015, i principali intenti del Gruppo erano riflettere sulla pratica professionale degli infermieri e contribuire alla concreta attuazione e documentazione del processo di assistenza infermieristica. Ci si era poi resi conto che la riflessione sul metodo portava inevitabilmente con sé la necessità di ripensare in modo radicale gli aspetti sottesi teorici ispiratori, fino a gettare le basi di un nuovo modello concettuale infermieristico che avevamo denominato *Modello assistenziale dei processi umani* (MAPU) (Ausili et al., 2015).

La considerazione che l'ICNP® è un linguaggio utilizzabile con diversi riferimenti concettuali e l'iniziale elaborazione descritta in quella prima pubblicazione, avevano portato a definire alcuni elementi teorici minimi per impiegare l'ICNP® in accordo con la nostra cultura professionale. L'impiego di quanto elaborato e pubblicato nel 2015 dall'anno accademico 2014/15 al 2017/18 ha portato a ulteriori riflessioni teoriche con la conseguente definizione di **processo umano**.

In questa pubblicazione è stato quindi decritto quanto elaborato grazie allo studio e alla riflessione sulla realtà attuale e ai suggerimenti derivati dall'utilizzo in ambito didattico del nuovo approccio. Si è tenuto conto delle radici storiche e culturali del nostro Paese e del desiderio dei componenti del Gruppo di concretizzare quanto la letteratura infermieristica ha da sempre proposto con il temine olismo. Seppur non sia ancora esplicito, in questa edizione del MAPU, il concetto di uomo adottato nella presente elaborazione teorica, si ritiene che sia la rappresentazione scelta (l'uomo vitruviano di Leonardo), sia la definizione dei processi umani, siano indicativi di un approccio complesso, dinamico e appunto olistico all'uomo e alle scienze infermieristiche.

Tenere il concetto di processo umano quale elemento centrale e utilizzare l'esperienza assistenziale dei componenti del Gruppo di lavoro, ha favorito la riorganizzazione dei processi umani nei cinque gruppi denominati ora processi di sopravvivenza, processi di difesa, processi di rinnovamento energetico, processi di relazione e processi di sviluppo. Questi elementi hanno dato maggiore sostanza e contenuto al concetto di assistenza infermieristica nel MAPU, già presente nella prima edizione, ma qui ulteriormente precisato e argomentato. La maggiore difficoltà incontrata è stata proprio di abbandonare, dopo il 2015 (Ausili et al. 2015), anche il concetto di "bisogno di interesse infermieristico". La lettura delle più recenti pubblicazioni sulla complessità e la riflessione sull'influsso di questo pensiero in tutti gli ambiti scientifici ci ha consentito di elaborare un pensiero che riteniamo originale per le scienze infermieristiche. Le accese discussioni all'interno del Gruppo hanno portato a identificare in modo esplicito processi fondamentali per la vita dell'uomo che sono sempre stati impliciti o sottovalutati dagli infermieri e dagli altri professionisti socio-sanitari. Per esempio, denominare con "bisogno di comunicazione" tutto ciò che attiene la sfera psicologica, delle emozioni e dell'affettività, impediva di cogliere alcuni aspetti indispensabili per entrare in relazione autentica con l'altro. Spesso la giustificazione era che la sfera psicologica era considerata terreno esclusivo dello psicologo.

Se la persona e il suo bene sono lo scopo primario del nostro operato, non è più funzionale porre l'accento su quale professione possiede il riconoscimento formale per erogare una prestazione sanitaria, ma su quale professionista ha le competenze umane e professionali per aiutare al meglio la persona in un determinato momento della sua vita.

Ci auspichiamo che parlare di "processi umani" possa contribuire al superamento della vecchia logica ancora presente nel nostro paese, risalente al DPR n. 225 del 1974, che porta oggi tanti infermieri a parlare di "demansionamento". La scelta, per esempio, di non fare riferimento al bisogno di igiene, non significa escludere interventi infermieristici che riguardano l'igiene della persona dalle attività professionali, ma ricollocarle nei processi di autorealizzazione e precisamente dell'immagine di sé e dell'autostima. Tutte le figure socio-assistenziali, professionali e non professionali (*caregiver*, familiari, "badanti"), possono contribuire all'autorealizzazione delle persone anche attraverso interventi che riguardano l'aiuto a lavarsi e vestirsi per presentarsi come preferiscono.

L'esperienza di impiego del MAPU 2015 nella formazione ha portato il Gruppo a togliere i verbi che identificavano le quattro fasi del processo di assistenza infermieristica. La scelta ci pare vincente per evitare di perdersi in esercizi mnemonici sul significato del verbo, a discapito dell'importanza della metodologia e dei contenuti delle fasi. L'altro elemento innovativo riguarda la fase della valutazione, in particolare la valutazione continua, perché in essa sono previsti interventi di gestione, monitoraggio e valutazione non strettamente legati al raggiungimento dell'outcome, ma non meno rilevanti per il risultato finale di salute.

Il lavoro prosegue sui due fronti già identificati: da un lato con la sperimentazione di questo nuovo "approccio teorico" con il linguaggio ICNP® nella formazione di base e nella pratica clinica.

Dall'altro lato prosegue la riflessione sui concetti di persona, processi umani, *caring*, salute, ambiente, e altri concetti rilevanti per le scienze infermieristiche.

Considerando la notevole mole di sperimentazioni e ricerche propedeutiche alla proposta e pubblicazione di un modello teorico completo, siamo consapevoli di percorrere una strada che prevede altri passi oltre a quelli già compiuti[22].

Si tratta di offrire questo secondo passo di un itinerario che speriamo sia utile e fruttuoso per lo sviluppo delle scienze infermieristiche in Italia, favorendo una riflessione – da tempo poco presente nel contesto culturale italiano – sui contenuti, sul senso e sul significato dell'assistenza infermieristica nel tempo della complessità

---

[22] Per esempio, le prime pubblicazioni di Roper, Logan e Tierney sono del 1980, mentre la pubblicazione del Modello basato sulle attività di vita risale al 2001.

Bibliografia

Adair J. (2008) *Decision making & problem solving.* Milano: Franco Angeli.

Ambrosini M., Sciolla L. (2015) *Sociologia.* Milano: Mondadori Education.

Ausili D., Baccin G., Talamona A., Sironi C. (2009) Una proposta per l'insegnamento delle scienze infermieristiche nel corso di laurea in infermieristica. *Professioni Infermieristiche* 62(1), 9-16.

Ausili D. (2010) Attuali sfide poste dalla misurazione dei fenomeni di interesse infermieristico. In: A. Lolli, D. Donegà (a cura di) *Nursing sensitive outcomes: è possibile misurare l'assistenza infermieristica?* Atti del Convegno Nazionale della Consociazione Nazionale Associazioni infermiere/i. Milano: Pubblicazione CNAI, pp. 47 – 54.

Ausili D. (2011) *Descrivere l'assistenza infermieristica attraverso l'uso di un modello concettuale italiano e dell'*International Classification for Nursing Practice. In: *L'evoluzione del Nursing Italiano negli ultimi 150 anni.* Atti del Convegno Nazionale promosso dai Collegi di Abruzzo, 7-8 ottobre 2011, Avezzano, L'Aquila, pp. 135 – 140.

Ausili D., Sironi C., Rasero L., Coenen E. (2012) *Measuring elderly care through the use of a nursing conceptual model and the International Classification for Nursing Practice.* International Journal of Nursing Knowledge, 23(3), 146 – 152.

Ausili D., Sironi C. (2013) Una lettura dell'evoluzione delle conoscenze infermieristiche in Italia. In V. Costanzo, A. Reginelli, A. Ajdini (a cura di) *Le scienze infermieristiche in Italia: riflessioni e linee di indirizzo.* Atti del Convegno nazionale CNAI, Milano, 24 e 25 ottobre 2013. Reperibile in: http://www.cnai.info/index.php/pubblicazioni-gratuite (previa registrazione al sito).

Ausili D, Baccin G., Bezze S., Di Mauro S., Sironi C. (2015) *L'impiego dell'ICNP con il Modello assistenziale dei processi umani: un quadro teorico per l'assistenza infermieristica di fronte alla sfida della complessità.* Pubblicazione di CNAI (www.cnai.info; ISBN 978-88-940757-0-0) stampata con Lulu (www.lulu.com).

Bauman Z. (2017) *Retrotopia.* Bari: Laterza.

Bauman Z. (2006) *Vita liquida*. Bari:Laterza.

Benner P. (2003) *L'eccellenza nella pratica clinica dell'infermiere: l'apprendimento basato sull'esperienza*. Milano: McGraw-Hill.

Bertani M (2015) *Famiglia e politiche familiari in Italia: conseguenze della crisi e nuovi rischi sociali*. Milano: Franco Angeli.

Bickley L.S. (2016) *Bate's Guide to Physical Examination and History Taking*, 12th Edition. United States of America, Philadelphia: Wolters Kluwer.

Bocchi G., Ceruti M. (2007) *La sfida della complessità*. Milano: Mondadori.

Bompan A. (2017) *L'accuratezza delle diagnosi infermieristiche nella documentazione assistenziale: uno studio osservazionale multicentrico*. Tesi di laurea magistrale in Scienze infermieristiche e ostetriche, Università degli Studi di Milano-Bicocca, anno accademico 2015/16.

Callari Galli M., Cambi F., Ceruti M. (2003) *Formare alla complessità. Prospettive dell'educazione nelle società globali*. Roma: Carocci.

Cooper H., Geyer R. (2008) Using complexity for improving educational research in health care. *Social Science and Medicine*, 67(1), 177–182.

Cantarelli M. (1988) *Un modello professionale per l'assistenza infermieristica. Il passaggio da un'assistenza per mansioni ad un'assistenza per prestazioni*. Atti del Convegno promosso dalla Scuola universitaria di Discipline infermieristiche, Milano, 2-3 ottobre 1987. Milano: Tipografia Il Fiorino.

Cantarelli M. (a cura di) (1995) *La disciplina infermieristica. Il modello delle prestazioni infermieristiche*. Atti del Convegno promosso dalla SUDI, Milano 6-7 giugno 1993. Città di Castello: Tipografia Tappini.

Cantarelli M. (1996) *Il modello delle prestazioni infermieristiche*. 1° edizione, Milano: Masson.

Cantarelli M. (2003) *Il modello delle prestazioni infermieristiche*. 2° edizione, Milano: Masson.

Carney M. (2015) *Regulation of advanced nurse practice: its existence and regulatory dimension from an international perspective*, Journal Of Nursing Management, 1-8

Casati M. (2005) *La documentazione infermieristica*. 2° edizione. Milano: McGaw-Hill.

Cavicchi I., Numico G.M. (2015) La complessità che cura- Un nuovo approccio all'oncologia. Bari: Dedalo.

Celeste G. (2009) *Edgar Morin. Cultura e natura nella teoria della complessità.* Padova: Il Prato.

Ceruti M. (2018) *Il tempo della complessità.* Milano: Raffaello Cortina editore.

Chiari P., Agnelli I., Canossa M., Corazza P., Dall'Ovo R., Pangolini A.M. (1998) La teoria infermieristica delle attività di vita. *Nursing oggi*, 3(2): 32-37.

Coenen A., Pesut D. (2002) Global Nursing Language: Making International Nursing Visible. *Journal of Professional Nursing*, 18(3), 113-114.

Craven R., Hirnle C., Jensen S. (2013) *Principi fondamentali dell'assistenza infermieristica.* 5° edizione, Rozzano: Casa editrice ambrosiana.

Crespi I. (2015) *Cultura/e nella società multiculturale: riflessioni sociologiche.* Macerata: EUM.

De Geest S., Moons P., Callens B., Gut C., Lindpaintner L., Spirig R. (2008) *Introducing advanced practice nurse / nurse practitioners in heath care system: a framework for reflection and analysis*, Swiss medical Weekly, 138 (43-44), 621-628

Di Mauro S., Alberio M., Tanzi M., Vanalli M., Ausili D (2013) *L'impiego del Modello delle prestazioni infermieristiche e dell'ICNP® per descrivere e misurare l'assistenza infermieristica: risultati di alcuni studi svolti dall'Università degli Studi di Milano-Bicocca.* In V. Costanzo, A. Reginelli, A. Ajdini (a cura di) *Le scienze infermieristiche in Italia: riflessioni e linee di indirizzo.* Atti del Convegno nazionale CNAI, Milano, 24 e 25 ottobre 2013. Reperibile in: http://www.cnai.info/index.php/pubblicazioni-gratuite (previa registrazione al sito).

Di Mauro S., Vanalli M., Alberio M., Ausili D. (2018) Developing a subset of ICNP nursing diagnoses for medical and surgical hospital settings, informed by an Italian nursing conceptual model: a multicenter cross sectional Study. *Annali di Igiene*, 30: 21-33.

Dowling M., Beauchesne M., Farrelly F., Murphy K. (2013) *Advance practice nursing: A concept analysis*, International Journal of Nursing Practice, 19, 131-140

Fabrizio F. (2018) Vita associativa. Cambia il Direttore e si sposta la sede del centro italiano per la ricerca e lo sviluppo dell'ICNP®. *Professioni infermieristiche*, 71(2): 123.

Fawcett J. (1984) *Analysis and evaluation of conceptual models of nursing*. 1° edizione, Philadelphia: F.A. Davis Company.

Fawcett J. (2005) *Contemporary Nursing knowledge: Analysis and Evaluation of Nursing Models and Theories*. 2° edizione, Philadelphia: F.A. Davis Company.

Feldman R.S. (2013) *Psicologia generale*, 2° edizione. Milano: Mc-Graw-Hill.

Giussani L. (1995) *Realtà e giovinezza la sfida*. Torino: Società editrice internazionale.

Henderson V. (2003) *I principi fondamentali dell'assistenza infermieristica promossi dal Consiglio internazionale delle infermiere*. Edizione italiana a cura della Consociazione nazionale delle associazioni infermiere/i (CNAI), Milano, via Russo 8.

Higgs J., Jones M. (2000) *Clinical reasoning in the Health Professions*. 2nd edition, Oxford: Butterworth Heinemann.

Hogan-Quigley B., Palm M. L., Bickley L. (2017) *Bates. Valutazione per l'assistenza infermieristica. Esame fisico e storia della persona assistita*. Rozzano: Casa editrice ambrosiana

Hyun S. Park H.A. (2002) Cross-mapping the ICNP with NANDA, HHCC, Omaha System and NIC for unified nursing language system development. International Classification for Nursing Practice. International Council of Nurses. North American Nursing Diagnosis Association. Home Health Care Classification. Nursing Interventions Classification. *International Nursing Review*, 49(2), 99-110.

ICN - International Council of Nurses (2005) *International Classification for Nursing Practice Version 1*. Genève: ICN Publications.

ICN - International Council of Nurses (2008a) *Guidelines for ICNP® Catalogue development*. Genève: ICN Publications.

International Council of Nurses – ICN (2008b) *The scope of Practice, Standards and Competencies of the Advanced Practice* Nurse, ICN – Geneva

ICN - International Council of Nurses (2009a) *International Classification for Nursing Practice Version 2*. Genève: ICN Publications.

ICN - International Council of Nurses (2009b) *International Classification for Nursing Practice* (ICNP®) *now included as a Related classification in the Who Family of International Classifications*. ICN Press Release. [on line] Disponibile da: http://www.icn.ch/PR03_09.htm Consultato il 7 agosto 2015.

ICN - International Council of Nurses – CNAI (2010) *La struttura e le competenze del* continuum *dell'assistenza infermieristica del Consiglio internazionale degli infermieri*. Realizzazione editoriale CEA, stampato da GECA Industrie grafiche, Cesano Boscone (MI).

ICN – International Council of Nurses (2012) *ICNP® Catalogue: Nursing Outcomes Indicators*. Genève: ICN Publications.

ICN – International Council of Nurses (2014) *ICN and IHTSDO extend collaboration to advance harmonisation of health terminology*. ICN Press Release. [on line] Disponibile da: http://www.icn.ch/images/stories/documents/news/press_releases/2014_PR_17_ICN-IHTSDO.pdf. Consultato il 7 dicembre 2015.

ICN – International Council of Nurses (2015) *About ICNP®*. [on line] Disponibile da: http://www.icn.ch/what-we-do/about-icnpr/. Consultato il: 7 dicembre 2015.

Kiszka A., Attanasio A., Bernardinello A., Pinto F., Giani M., Malabusini C. (2017) Congresso ICN 2017 Nurses at the forefront transforming care Barcellona (Spagna) 27 maggio - 1 giugno 2017, *Professioni infermieristiche*, 70(3): 187-191.

Levett-Jones T., Hoffman K., Dempsey J., Yeun-Sim Jeong S., Noble D., Norton C. A., Roche J., Hickey N. (2010) The 'five rights' of clinical reasoning: An educational model to enhance nursing students' ability to identify and manage clinically 'at risk' patients. *Nurse Education Today*, 30: 515-520.

Lewis C.S. (1990) *I quattro amori*. 2°edizione, Milano: Jaca Book.

Lolli A., Donegà D. (2010) (a cura di) *Nursing Sensitive Outcomes: è possibile misurare l'assistenza infermieristica?* Atti del Convegno nazionale 2009, Orvieto, 22-24 ottobre 2009. Paderno Dugnano: Grafiche Tris S.r.l.

Lolli A., Donegà D. (2011) (a cura di) *La condivisione del processo di cura: la competenza infermieristica nella logica multidisciplinare*. Atti del Convegno nazionale 2010, Firenze, 21-23 ottobre 2010. Paderno Dugnano: Grafiche Tris S.r.l.

Jarvis C. (2000) *Physical examination and Health Assessment.* 3rd edition, Philadelphia: W.B. Saunders Company.

Jarvis C. (2016) *Physical Examination and Health Assessment, 7th Edition.* Philadelphia: W.B. Saunders.

Hogan-Quigley B., Palm M. L., Bickley L. (2017) *Bates. Valutazione per l'assistenza infermieristica. Esame fisico e storia della persona assistita.* Rozzano: Casa editrice ambrosiana.

Kittay E.F. (2010) *La cura dell'amore. Donne, uguaglianza, dipendenza.* Milano: Vita e Pensiero.

Lunney M., (2003a) Critical thinking and accuracy of nurses' diagnoses. Part I: risk of low accuracy diagnoses and new views of critical thinking. *Revista da Escola de Enfermagem da USP*, 37(2): 17-24.

Lunney M., (2003b) Critical thinking and accuracy of nurses' diagnoses. Part II: application of cognitive skills and guidelines for self-development*. *Revista da Escola de Enfermagem da USP*, 37(3): 106-112.

Lunney M., (2010) Use of Critical Thinking in the Diagnostic Process. *International Journal of Nursing Terminologies and Classifications*, 21 (2): 82-88.

Lunney M. (2012). Nursing assessment, clinical judgment, and nursing diagnoses: how to determine accurate diagnoses. In: *NANDA International nursing diagnoses: definitions and classification,2012-2014*, 71-89. Oxford: Wiley-Blackwell.

Macchi B., Sironi C., Di Mauro S., Ausili D. (2016) L'impiego dell'ICNP nella formazione infermieristica con modelli teorici infermieristici: una revisione della letteratura. *Professioni infermieristiche*, 69(3): 159-166.

Magatti M. (2017) *Cambio di paradigma.* Milano: Feltrinelli.

Manara D.F. (2000) *Verso una teoria dei bisogni dell'assistenza infermieristica.* Milano: Lauri edizioni.

Manzoni E. (1996) *Storia e filosofia dell'assistenza infermieristica.* Milano: Masson.

Manzoni E. (2016) *Le radici e le foglie. Una visione storico-epistemologica della disciplina infermieristica.* Rozzano: Casa editrice ambrosiana.

Marucci A.R., De Caro W., Petrucci C., Lancia L., Sansoni J. (2015) ICNP® - Classificazione Internazionale per la pratica infermieristica: origini, strutturazione e sviluppo. *Professioni Infermieristiche*, 68(2), 131-140.

Maslow A.H. (2010) *Motivazione e personalità.* Roma: Armando editore.

Mazzoleni B., Ausili A., Gagliano C., Genovese C., Santin C., Rigon L.A. (2018) Le terminologie infermieristiche standardizzate nella formazione e nell'esercizio professionale infermieristico: un'indagine italiana. *L'infermiere*, 1:1-16.

McCormack B., McCance T. (2010) *Person-centred Nursing. Theory and Practice.* Chichester, UK: Wiley-Blackwell.

Meleis A.I. (2005) *Theoretical Nursing. Development and Progress* (3° edizione), Philadelphia: Lippincott Williams & Wilkins.

Meleis A.I. (2013) *Teoretica infermieristica. Sviluppo e progresso della filosofia e delle teorie infermieristiche* (1° edizione della 5°), Rozzano: Casa editrice ambrosiana.

Morin E. (2018) *Conoscenza, ignoranza, mistero.* Milano: Raffaello Cortina editore.

Motta P.C. (2002) *Introduzione alle scienze infermieristiche.* Roma: Carocci Faber.

Muller-Staub M. (2009) Evaluation of the implementation of nursing diagnoses, interventions, and outcomes. *International journal of Nursing Terminologies and Classifications*, 20(1), 9-15.

Myers D.G. (2013) *Psicologia sociale.* Milano: McGraw-Hill.

Myers D.G. (2014) *Psicologia generale. Un'introduzione al pensiero critico e all'indagine scientifica.* Bologna: Zanichelli.

Nowhouse R.P., Bass E.B., Steinwachs D.M., Stanik-Hutt J., Zangaro G., Heindel L., White K.M., Wilson R.F., Weiner J.P., Johantgen M., Fountain L. (2011) *Advance Practice Nurse Outcomes 1990-2008: A Systematic Review*, Nursing Economics, 29 (5), 230-251

Paley J., Eva G. (2011) Complexity theory as an approach to explanation in healthcare: a critical discussion. *International Journal of Nursing Studies*, 48(2), 269 – 279.

Papa Francesco (2015) *Laudato si'. Enciclica sulla cura della casa comune.* Città del Vaticano - Cinisello Balsamo (MI): Libreria Editrice Vaticana - Edizioni San Paolo.

Parse R.R. (2007) *Speranza. Una ricerca qualitativa internazionale sulla prospettiva dell'umano in divenire.* Milano: casa editrice Ambrosiana.

Plsek P.E., Greenhalgh T. (2001) The challenge of complexity in healthcare. *British Medical Journal*, 323(7310), 625 – 628.

Plsek P.E., Wilson T. (2001) Complexity, leadership, and management in healthcare organisations. *British Medical Journal*, 323(7313), 746 – 749.

Ries J. (2007) *Opera omnia.* vol. 2. *L'uomo e il sacro nella storia dell'umanità.* Mlano: Jaca Book.

Ries J. (2012a) *Il sacro nella storia religiosa dell'umanità.* Milano: Jaca Book.

Ries J. (2012b) *Il senso del sacro. Nelle culture e nelle religioni.* Milano: Jaca Book.

Ries J. (2012c) *Le origini delle religioni.* Milano: Jaca Book.

Ries J. (2014) *La coscienza religiosa.* Milano: Jaca Book.

Roper N., Logan W.W., Tierney A.J. (1983) *Elementi di Nursing: attività quotidiane della vita e assistenza infermieristica.* Roma: Il Pensiero scientifico editore.

Roper N., Logan W.W., Tierney A.J. (2001) *The Roper-Logan-Tierney Model of Nursing Based on Activities of Living.* Edinburgh: Churchill Livingstone.

Russel B. (2004) *La visione scientifica del mondo.* Bari: Laterza.

Ruzzeddu M. (2012) *Tra ordine e incertezza: la complessità nel terzo millennio.* Roma: Aracne.

Ruzzeddu M. (2007) *Teoria della complessità e produzione di senso.* Milano: Franco Angeli.

Sansoni J. (2015) Centro italiano per la ricerca e lo sviluppo della Classificazione Internazionale della Pratica Infermieristica (ICNP®). *Professioni Infermieristiche*, 68(1), 4-8.

Sansoni J. (2010) *Il contributo dell'ICN alla valutazione degli esiti attraverso l'ICNP.* In: A. Lolli, D. Donegà (a cura di) Nursing sensitive outcomes: è possibile misurare l'assistenza infermieristica? Atti del Convegno Nazionale della Consociazione Nazionale Associazioni infermiere/i. Milano: Pubblicazione CNAI, pp. 39 – 46.

Sansoni J., Giustini M. (2003) Visibilità infermieristica: l'ICNP® potrebbe aiutare? *Professioni Infermieristiche*, 55(2), 78-118.

Sansoni J., Giustini M. (2006) More than terminology: using ICNP® to enhance nursing's visibility in Italy. *International Nursing Review*, 53(1), 21-27.

Sansoni J., Luzzi L., Degan M., Woinowski G., La Torre E., Giustini M., Bonardi M.S. (2003) Traduzione e validazione italiana della classificazione internazionale della pratica infermieristica ICNP Beta). *Professioni infermieristiche*, 55(2), 66-77.

Schober M., Affara F. (2008) *Assistenza infermieristica avanzata*, Milano, Casa Editrice Ambrosiana

Schober M. (2016): *Introduction to Advanced Nursing Practice Springer* International, Publishing Switzerland

Silverton D.U. (2013) *Fisiologia umana. Un approccio integrato*. 2° edizione, Milano, Torino: Pearson Italia.

Sironi C., Baccin G. (2006) *Procedure per l'assistenza infermieristica*. Milano: Masson.

Sironi C. (2010) *Introduzione alla ricerca infermieristica. I fondamenti teorici e gli elementi di base per comprenderla nella realtà italiana*. Rozzano: Casa editrice Ambrosiana.

Sironi C. (2012) *L'infermiere in Italia: storia di una professione*. Roma: Carocci Faber.

Sitzman K., Watson J. (2014) *Caring Science, Mindful Practice. Implementing Watson's Human caring theory*. New York: Springer Publishing Company.

Tastan S., Linch G.C., Keenan G.M., Stifter J., McKinney D., Fahey L., Lopez K.D., Yao Y., Wilkie D.J. (2014) Evidence for the existing American Nurses Association-recognized standardized nursing terminologies: a systematic review. *International Journal of Nursing Studies*, 51(8), 1160-70.

Tortora G.J., Derrickson B. (2011) *Principi di anatomia e fisiologia*. Rozzano: Casa editrice ambrosiana.

Urquhart C. Currel R., Grant M.J., Hardiker N.R. (2009) Nursing record system: effects on nursing practice and healthcare outcomes. Cochrane Database of Systematic Reviews, 21(1).

Watson J. (2012) *Human Caring Science. A theory of Nursing.* 2nd edition, Sudbury (MA): Jones & Bartlett Learning.

Watson J. (2013) *Assistenza infermieristica. Filosofia e scienza del caring.* Rozzano: Casa editrice ambrosiana.

Widmaier E.P., Raff H., Strang K.T. (2011) *Vander – Fisiologia.* Rozzano: Casa editrice ambrosiana.

Wilson T., Holt T. (2001) Complexity and clinical care. *British Medical Journal,* 323(7314), 685 – 688.

Witiek P. (2004) *European Nursing care Pathways (ENP).* [on line] Disponibile da: http://www.recom-verlag.de/fileadmin/enp_rnd/pressezentrum/pdf/ENP_ENP-Leseprobe_presse_it.pdf Consultato il 10 novembre 2015.

Witiek P. (2008) Furthering the development of standardized nursing terminology through an ENP-ICNP cross-mapping. *International Nursing Review,* 55(3), 296-304.

Wolters Kluwer - Lippincott Williams & Wilkins (2002) *Assessment made incredibly easy.* 1st UK edition, adapted by H. Rushforth, Philadelphia.
Wolters Kluwer - Lippincott Williams & Wilkins (2012) *Assessment made incredibly easy.* 5th edition, Philadelphia.
Zanotti R. (2003) *Filosofia e teoria del nursing.* 2° edizione, Padova: Edizioni Summa.

Zanotti R. (2010) *Filosofia e teoria nella moderna concettualità del nursing professionale.* Padova: Piccin.